Gesund durch Eigenharn • Dr. Eberhard Teske

Dr. Eberhard Teske

Gesund durch Eigenharn

Band I

Naturheilmethode – ein Leitfaden für jedermann

Corona Verlag
HAMBURG

Die Deutsche Bibliothek - CIP-Einheitsaufnahme

Teske, Eberhard:
Gesund durch Eigenharn / Eberhard Teske. -
Hamburg : Corona-Verl.
Bd. 1. Naturheilmethode : Ein Leitfaden für jedermann. - 1995
ISBN 3-928084-29-1

1995
ISBN 3-928084-29-1

Satz und Layout: Corona Verlag, Hamburg
Druck und Bindung: Clausen & Bosse, Leck
Printed in Germany

Inhaltsverzeichnis

Dieses Buch ist meinen Kindern
Nikolas, Peter, Cora, Anja, Jonker
und Hanno gewidmet.

Vorwort: Der Bericht einer Patientin

Eine chronische Krankheit belastete mein Leben

Das erneute schubartige Auftreten meines »Morbus Crohn« mit geschwürartigen Entzündungen im gesamten Dickdarmbereich, starken Durchfällen, hohem Fieber und gravierender Gewichtsabnahme war nur durch hohe Dosen Cortison zu verdrängen gewesen. Immerhin ging es mir wieder besser. Die Cortisoneinnahme hatte ich verringern und schließlich ganz aufgeben können. Auch hatte ich wieder zugenommen und war guter Dinge, als ich im Februar 1993 zur Kur fuhr. Dort, so hoffte ich, würde mein Gesundheitszustand stabiler werden, so daß ich in der Zukunft keine chemischen Medikamente mehr benötigen würde.

Verschlechterung der Erkrankung

Aber, je länger ich dort war, desto schlechter ging es mir. Trotz der guten, liebevollen Behandlung und Beratung meines Arztes, trotz Akupunktur, Homöopathie, Eigenblut-Ozon-Therapie, Reflexzonenmassagen, Bädern, Güssen, trotz guter ausgewählter Ernährung (Lebensmittelunverträglichkeiten, Candidamycose) fühlte ich mich immer schlapper, müder, mißmutiger, je größer der zeitliche Abstand zur letzten Cortisoneinnahme wurde.

Wirkungslose Therapieversuche

Gegen Ende der Kur war ich mehr als verzweifelt. Jahrelang hatte ich entgegen allen Ratschlägen der Schulmediziner Corticoide für mich abgelehnt. Als die Krankheit jedoch lebensbedrohlich geworden war und ich keine Alternativen mehr gesehen hatte, war ich gezwungenermaßen bereit gewesen, dieses Medikament zu schlukken und all seine Nebenwirkungen in Kauf zu nehmen, immer mit der Hoffnung, eines Tages wirksame, nebenwirkungsfreie Naturheilmittel zu finden. Und nun diese Enttäuschung!

Erste Information über Eigenharntherapie

Eines Tages erzählte mir eine Mitpatientin bei einem Spaziergang, als uns niemand hören konnte, ihr Arzt habe ihr dringend geraten, ihren eigenen Harn zu trinken, um ihre Migräne und Depressionen zu bessern. Zunächst sei sie sehr schockiert gewesen und doch gleichzeitig fasziniert von der Vorstellung, wie sie in einem stillen Kämmerlein versuchen würde, den Ekel vor ihrem Harn zu überwinden. Und jetzt dächte sie, das könnte doch auch für mich eine Heilungsmöglichkeit sein.

Sicher fühlte ich mich genauso schockiert wie sie damals, spürte aber sogleich auch den Fingerzeig. Abends beim Essen fragte mich flüsternd eine andere Patientin, ob ich schon von der Eigenharntherapie gehört hätte. Sie würde seit langem ihren Harn trinken und es ginge ihr wesentlich besser (sie hatte Asthma). Langsam reifte der Entschluß, diesen Arzt aufzusuchen, bevor ich nach Hause fuhr.

Der Eigenharntherapeut schaltet sich ein

Einen Termin zu bekommen, war schwierig. Aber nachdem ich der Arzthelferin meine Beschwerden und meine Situation schilderte, räumte sie ein: »Versuchen Sie es heute abend nach 18 Uhr. Vielleicht kommen Sie noch dran«. Es glückte.

Nach genauer Schilderung meiner Beschwerden und Erfahrungen und nach gründlichem Untersuchen empfahl mir der Arzt unter anderem folgende Harn-Therapie:

1. Woche: jeden Tropfen Harn trinken, 24 Stunden,
2. Woche: von 6 bis 18 Uhr, den ganzen Harn trinken,
3. Woche: von 6 bis 12 Uhr, den ganzen Harn trinken,
4. Woche: nur den Morgenurin trinken, danach – intuitiv herausfinden, welche Urinmenge guttut.

»Besorgen Sie sich ein hübsches Trinkgefäß; lassen Sie oft Wasser (Urin), denn kleine Mengen lassen sich zu Anfang leichter trinken; und nehmen sie außer homöopathischen Mitteln keinerlei Medikamente«, hörte ich ihn noch sagen.

Erleichtert und mit neuem Mut fuhr ich nach Hause, doch müde, schlapp, und alles andere als erholt.

Besserung nach anfänglicher Verschlechterung

Bereits am nächsten Tag fühlte ich mich noch schlechter. Nachmittags bekam ich Durchfall und Fieber – ein neuer Schub. Sofort begann ich mit der Trinkkur und erlebte ein Wunder. Je mehr ich trank, um so mehr Wasser mußte ich lassen, je mehr Wasser ich ließ, desto mehr mußte ich trinken, Liter um Liter, Tag und Nacht. Dazu trank ich tagsüber noch reichlich Wasser, denn durch starkes Schwitzen und Durchfälle verlor mein Körper viel Wasser. – Die Durchfälle steigerten sich. Gegen Ende der Woche sahen die Stuhlentleerungen aus wie dunkler Urin. Dunkle Kotklümpchen, die wohl in Darmausbuchtungen liegengeblieben waren, wurden mit ausgeschwemmt. Mir war nicht klar, ob die Durchfälle zum Verlauf der Krankheit gehörten oder ob ihre Heftigkeit durch das Trinken des Harns bedingt war. Ich war drauf und dran, aufzugeben. Mein Gewicht verringerte sich zusehends. Im Gegensatz zu diesen Erscheinungen war schon nach wenigen Tagen das Fieber gesunken. Das gab mir Mut, weiterzumachen.

Als ich in der zweiten Woche nur noch tagsüber Harn trank, wurden die Durchfälle schwächer. Ich konnte wieder durchschlafen und erholte mich zusehends. In der dritten und vierten Woche normalisierte sich die Darmtätigkeit, der Stuhl wurde breiig, und ich fühlte mich gesund werden. Als ergänzendes Therapieverfahren wurde eine Darmsanierung mit Symbioflor, Colibiogen und Autovaccinen eingeleitet, die ich demnächst beenden werde.

Der Gesundheitszustand stabilisiert sich

Seit fast eineinhalb Jahren trinke ich täglich ein Viertelliter meines Morgenurins. Einen Crohn-Schub hatte ich seither nicht mehr. Manchmal, wenn ich etwas esse, das mir nicht gut bekommt (z. B. Zwiebelkuchen mit Speck), habe ich morgens ein bis zwei durchfallartige Stuhlentleerungen, jedoch ohne Krankheitsgefühl. Zuweilen kommt es auch zu morgendlichen wässerigen Entleerungen, ohne daß ich etwas Falsches gegessen habe. Meistens wird mir dann aber klar, daß ich etwas »Unverdauliches« geschluckt hatte, ein hartes kränkendes Wort oder Wut, die ich nicht äußern konnte; etwas Verdrängtes, Liegengebliebenes mußte endlich ausgeschieden werden. Dann wandelte sich meine Angst, – die Krankheit könnte wieder Oberhand gewinnen –, in Jubel darüber, was Eigenharntrinken alles vermag oder begünstigt. Ab und zu habe ich sogar geformten Stuhl. Still für mich und tief innen singe ich dann mein Halleluja.

Es geht mir gut; ich fühle mich kräftig und froh. Ich schaffe wieder meine ganze Arbeit, unternehme längere Fahrradtouren und bin im Gegensatz zu vorher unternehmungsfreudiger und leistungsfähiger geworden. Das in der Kur festgestellte vermehrte Candidapilzwachstum im Darm kann in Stuhlproben nicht mehr festgestellt werden. Ich bin zwar hager (um nicht zu sagen mager), aber ich sehe im Vergleich zu vorher wieder sehr gut aus.

Schwierigkeiten mit äußerlichen Anwendungen

Mit äußerlichen Anwendungen hatte ich meine Probleme. Zu den empfohlenen Bauchwickeln mit Urin konnte ich mich nicht durchringen; es könnte ja das Bettzeug feucht werden und riechen. Bei Einreibungen könnten Spritzer entstehen, das Bad könnte stinken. Ich war auch nicht sicher, ob meine Haut nicht doch – für mich nicht so wahrnehmbar – unangenehm nach Urin riechen würde. Vor allem hatte ich Angst, Freunde und Bekannte würden von mir abrücken, könnten meine Bemühungen um Heilung als Spinnerei und Schweinerei empfinden. Das war der Grund, weshalb ich bisher nicht oder nur sehr selten über mein Harntrinken rede.

Dennoch tastete ich mich heran. Wenn meine Haare nicht liegen wollten, benetzte ich sie manchmal mit Harn. Auf die Pilzinfektion am großen Zeh machte ich mal einen Umschlag mit Urin. Meine trockene, spannende Gesichtshaut betupfte ich öfter mit Harn, anstatt sie einzucremen. Die zwei Warzen am Handgelenk bekamen mal zwei Tropfen Eigenharn. Der Erfolg blieb aus. »Mal« bringt es nicht, merkte ich bald. Aber zu einer Regelmäßigkeit konnte ich mich nicht durchringen.

Ein anderer Versuch half etwas weiter. Ich nahm Urin in die hohle Hand, vermischte ihn mit gutem Hautöl und rieb damit den ganzen Körper ein. Der Duft des Öls sollte den eventuellen Harngeruch übertönen. Erfolg: Wenn der Ölduft verflogen war, roch es leicht aus den Knopflöchern nach frischem Urin. Ich hoffte, daß das niemand außer mir bemerken würde. Aber nach der Wäsche rochen Hemden und T-Shirts leicht ranzig. Das war zuviel, und ich ließ es wieder. Immerhin habe ich die Hitzewelle dieses Sommers ohne Sonnenschutzmittel, Sonnenbrand und Sonnenallergie überstanden; trotz Gartenarbeit und mehrstündigem Radfahren in der Sonne.

Neuen Auftrieb

Beim Lesen des Buches »Die Heilkraft der Eigenharntherapie« von Ingeborg Allmann, die selbst von schwerem Asthma durch Harntrinken geheilt wurde, bekam ich wieder neuen Antrieb. Jetzt breite ich ein großes Handtuch im Bad aus, stelle mich in eine kleine Wanne, und übergieße die Füße mit dem besonders inhaltsreichen Morgenurin, der vom Trinken übrigbleibt, schöpfe mit den Händen davon und reibe von oben bis unten nach und nach alle Körperteile ein, bis die Haut wieder trocken ist. Zuletzt setze ich mich, lasse die Füße abtropfen und massiere auch sie, bis sie trocken sind. Die verhornten Stellen bearbeite ich zusätzlich mit einem Rubbelhandschuh. Ich kleide mich erst an, wenn der letzte Hauch von Feuchtigkeit verflogen ist.

Bereits nach wenigen Tagen zeigte sich der Erfolg. Die Pilzinfektion heilte sichtbar ab. Die hornigen Stellen an den Füßen wurden geschmeidig. Die schuppige, trokkene Haut an den Unterschenkeln wurde glatter. Viele winzige Hautteilchen fielen beim Reiben ab. Ohne Öl und Creme war die Haut im Gesicht und an den Armen weich und glänzend.

Ich kann mir vorstellen, daß meine Haut die wertvollen Inhaltsstoffe meines Harns nach innen zur Heilung weiterleitet.

Irene Lammermann, Lübbecke

1. Kapitel
Harn hilft heilen!

Erste Erfahrungen mit der Eigenharntherapie

Ekel vor dem Urin

»Harn als Heilmittel?« Mein Gesprächspartner schaut mich angeekelt an. »Als äußerliche Anwendung ist das ja gerade noch akzeptabel. In schlechten Zeiten wurde das anscheinend gemacht. Aber trinken!« Er schüttelt sich vor Abscheu und Empörung und sieht mich dabei an, als wollte er sagen: »Meint der Doktor es wirklich ernst oder will er mich nur auf den Arm nehmen?«

Diese Reaktion ist für mich nicht neu. Ich selbst hätte früher ebenso empört reagiert. Früher, vor meinen erstaunlichen Erfahrungen mit der Naturmedizin der Bantus.

Erstaunliche Erfahrungen in Afrika

1972 ging ich nach Zululand/Südafrika, um dort in einem kleinen Krankenhaus zu arbeiten. Wie von mir gewünscht, setzte man mich in der Abteilung für Bantus ein. Die einzelnen Stationen waren in barackenähnlichen Gebäuden untergebracht, in denen die Luft wie heißes Blei stand. Rötlicher Staub setzte sich überall fest und machte ein steriles Arbeiten unmöglich. Bei den operativen

Eingriffen war ich unter meinem Kittel fast nackt, trotzdem tropfte der Schweiß unablässig in die offenen Wunden. Ich war andere Bedingungen aus Deutschland gewohnt und machte mir deshalb große Sorgen um meine Patienten. Denn unter diesen Verhältnissen mußte es unablässig Infektionen und schwer beherrschbare Komplikationen geben. Das ließ sich nicht vermeiden. Ich wußte es aus Erfahrungen, die ich in anderen tropischen Ländern gemacht hatte.

Aber zu meinem Erstaunen war das Gegenteil der Fall. Der schwarze Oberpfleger unserer Abteilung hatte eine einfache Erklärung: »Die Bantus sind eben eine gute Rasse. Ganz besonders aber die Zulus. Deshalb heilt hier bei uns auch alles besser, als oben im Krankenhaus der Weißen.«

Ich wußte, das konnte nicht die vollständige Erklärung sein und beobachtete deshalb besonders aufmerksam, was geschah.

Harn als Heilmittel

Eines Tages fällt mir ein junger Patient auf, der mit schweren Darmverletzungen, die kurz vorher operiert worden waren, einen Becher an die Lippen hält, obwohl ich jede Flüssigkeitszufuhr verboten habe. Voller Zorn über soviel Dummheit entreiße ich ihm das Gefäß und stelle ihn zur Rede. Der Arme zeigt verängstigt auf meinen Oberpfleger Mtetwa, von dem er das Getränk bekommen hat. Die Flüssigkeit sieht aus wie Tee und riecht, zu meinem Entsetzen, nach Urin. Und tatsächlich, das, was der Patient da trinkt, ist Urin! Ich bin sprachlos vor Empörung und Ärger. Hier wird vor meinen Augen gegen strikte Anweisungen verstoßen und ein hilfloser Kranker mit Urin traktiert und vielleicht sogar vergiftet!

Eine Welt bricht für mich zusammen. Bisher habe ich meinem Personal voll vertraut, ganz besonders dem Oberpfleger Mtetwa, einem älteren, würdevollen Zulu mit Bart und Bauch und einer ruhigen väterlichen Ausstrahlung. Ich bin fassungslos und tief enttäuscht.

Mtetwa nimmt mich zur Seite und redet beruhigend auf mich ein: »Doktor, hören Sie mir erst einmal zu, bevor Sie urteilen. Harn ist für unsere einheimischen Heiler ein ganz normales Heilmittel. Ich bin kein Wissenschaftler und kann Ihnen nicht sagen, wie es wirkt, aber es wirkt. Das sind Erfahrungen unserer Naturmedizin, die sich über viele Jahrhunderte entwickelt haben und von Generation zu Generation weitergegeben werden.«

Die Eigenharntherapie nur im Geheimen

»Wir verstecken diese Dinge vor den Weißen. In ihrem blinden Glauben an die Allmacht der Technik verstehen sie uns doch nicht. Sie verwenden die Harntherapie als Argument, um uns zu diskriminieren und als dumme Wilde hinzustellen. Solch eine natürliche Heilmethode paßt nicht in Eure künstliche, technisierte Welt.

Aber wenn Sie mir vertrauen und unvoreingenommen zusehen, werde ich Sie von der wunderbaren Heilkraft des Urins überzeugen. Bitte, reden Sie nicht mit Ihren Kollegen darüber, sonst können wir uns beide nach einem neuen Job umsehen. Ich, weil ich die Harntherapie praktiziere und Sie, weil Sie diesen »Hokuspokus« tolerieren.«

Erste praktische Einführung in die Eigenharntherapie

Was ich in der folgenden Zeit sah, war für mich wie eine Offenbarung.

Jahrelang hatte ich studiert, war durch eine harte Ausbildung gegangen und glaubte, nun etwas von Medizin zu verstehen. Aber hier gab es etwas, was ich nicht einordnen konnte und was auch nicht in mein Medizinverständnis paßte: Eine Therapieform, die von der Wissenschaft verlacht wurde, die aber dennoch funktionierte!

In der Folgezeit war ich wieder Student. Ich lernte alle möglichen Anwendungsformen: Harntrinken – Einreibungen – Packungen – Spülungen – Einläufe. Ich beobachtete erstaunt das weite Krankheitsspektrum, bei dem Urin als Heilmittel eingesetzt wurde: Hautkrankheiten – Wunden – Verbrennungen – Infektionen – Darmkrankheiten. Und ich registrierte voller Erstaunen die beachtlichen Erfolge dieser natürlichen und wirkungsvollen Heilmethode.

Aus einem Saulus der Schulmedizin wurde der Paulus alternativer Heilverfahren.

Eigenharntherapie bewährt sich

Eines Tages ergab sich die Gelegenheit, zu beweisen, was die Harntherapie leistet. Vor unserem Krankenhaus hatte sich ein Lieferwagen überschlagen. Der schwarze Fahrer und sein weißer Beifahrer waren eingeklemmt und schwer verletzt worden. Nach Abschluß der Notversorgung wurden beide, so wie es die Gesetze der Apartheid vorsahen, getrennt medizinisch behandelt.

Der Weiße im Krankenhaus der Weißen, der Schwarze im Bantu-Hospital.

Ich operierte meinen Patienten und übergab ihn dann in die Obhut meines Oberpflegers, der, wie üblich, die Wundheilung durch Eigenharntherapie unterstützte. Die Genesung unseres Verletzten machte erstaunliche Fortschritte. Während unser Patient mit gut verheilten Wunden entlassen wurde, quälte sich sein weißer Beifahrer trotz aller Segnungen der modernen Medizin noch lange mit Infektionen und Wundheilungsstörungen herum.

Eigenharntherapie, keine Methode für die Schulmedizin

Nach dieser eindrucksvollen und überzeugenden Erfahrung sprach ich meine Ärztekollegen vorsichtig auf die Wirksamkeit der Eigenharntherapie an. Das war ein Fehler!

Meine dezenten Andeutungen wurden mit Empörung, Abscheu und Kopfschütteln unterbrochen. Mit der »Kaffernmedizin« wollte niemand etwas zu tun haben. Und wer sich damit einläßt, hat nicht das Recht, in einem angesehenen Krankenhaus zu arbeiten. So war die einhellige Meinung.

Auch bei meinen deutschen Kollegen, denen ich nach meiner Rückkehr von der Eigenharntherapie berichtete, fand ich nur ungläubige Gesichter und amüsierte Ablehnung vor. Meine Berichte von erstaunlichen Heilverläufen wurden als Märchen aus dem dunkelsten Afrika abgetan. Wie konnte sich ein ausgebildeter Arzt auf solche primitiven Praktiken einlassen!

Noch nicht reif für die Eigenharntherapie

Die gleiche Mauer der Ablehnung fand ich leider auch bei meinen Patienten, die ich mit Vorsicht auf die Eigenharntherapie als mögliche Behandlungsalternative für manche Krankheiten hinwies. Sie fanden es zum Teil empörend, ihnen solch ekelhafte Praktiken zuzumuten.

Nach diesen enttäuschenden Reaktionen gab ich allmählich meine Versuche auf, den »aufgeklärten Patienten« die Segnungen der Eigenharntherapie näherzubringen. Die Mauern der Ablehnung waren zu hoch, der Glaube an die Allmacht der Schulmedizin noch zu tief verwurzelt.

Ich war enttäuscht über meine erfolglosen Versuche, da ich die erstaunlichen Wirkungen der Eigenharntherapie selbst erlebt hatte.

Ich mußte eine alte Erfahrung akzeptieren: Menschen bekommen immer die Medizin, die sie verdienen und Ärzte, die zu ihnen passen.

Die Schulmedizin ist oft unbefriedigend

Inzwischen hat sich die Situation verändert. Viele Patienten sind von der Schulmedizin tief enttäuscht. Für sie ist das Maß endgültig voll. Sie suchen nach Alternativen, wo nicht Krankheitssymptome und einzelne Organe, sondern der ganze Mensch als seelisch-geistig-körperliche Einheit gesehen und behandelt wird. Deshalb werden heute auch Methoden wie die Eigenharntherapie dankbar aufgenommen.

Die Zeit der Konsumentenmedizin ist für viele vorbei. Den Menschen ist klar: zur Gesundung genügt es nicht, innerlich unbeteiligt eine Pille zu schlucken, um so schnell wie möglich wieder einsatzfähig zu werden. Die Krankheitssymptome mögen zwar verschwunden sein, aber der Organismus hat Schaden genommen. Starke Medikamente haben immer starke Nebenwirkungen. Sie dürfen nur kritisch und mit größter Vorsicht eingesetzt werden. Der Körper wird durch sie vergewaltigt. Wir sehen das an Unverträglichkeiten und zum Teil lebensbedrohlichen Abwehrreaktionen. Langzeitschäden werden oft erst viel später erkannt.

Natürliche Heilmethoden auf dem Vormarsch

Heute hat eine Rückbesinnung auf natürliche Heilmethoden eingesetzt. Der Mensch wird als körperlich-geistig-seelische Einheit gesehen, der Organismus aktiviert und unterstützt. Die Menschen lernen wieder, sich am Gesundungsprozeß zu beteiligen und geduldig eine umfassende Genesung abzuwarten.

In diesen Rahmen eines ganzheitlichen Behandlungskonzeptes paßt die Eigenharntherapie, und sie wird sich deshalb auch trotz unsachlicher, erbitterter Widerstände weiter ausbreiten.

2. Kapitel
Vorbereitende Schritte auf dem Weg zur umfassenden Eigenharntherapie

Der Urin, ein Naturprodukt

Naturvölker haben keine Hemmungen, ihren Urin zu trinken. Für sie ist diese Flüssigkeit nicht mehr als das, was sie wirklich ist: eine Substanz mit heilender Wirkung, vom Körper ausgeschieden.

Auch kleine Kinder, noch unverdorben durch die Erziehung, haben keine Probleme mit dieser Ausscheidung. Für sie ist Urin ein interessantes Produkt ihres Körpers, das sie unvoreingenommen, ohne Ekel und mit lebhafter Neugierde betrachten.

Was spricht gegen diese Flüssigkeit, die unsere Nieren auf wunderbare Weise produzieren? Objektiv gesehen: nichts.

Der Urin, eine Flüssigkeit mit ästhetischen Qualitäten

Füllen Sie frischen Urin in ein Weinglas und halten Sie es gegen das Licht. Farblich werden Sie keinen Unterschied zu einem guten Tropfen bemerken: mal zitronengelb, mal wie Bernstein getönt, jeden Tag anders, aber immer angenehm koloriert und klar durchscheinend.

Der Geruch des frischen Urins ist normalerweise nicht unangenehm: mal sanft, mal streng, jedoch weniger intensiv als manche Käsesorte, die uns als Delikatesse vorgesetzt wird.

Über Geschmack läßt sich bekanntlich streiten. Für die Anhänger der Eigenharntherapie ist der Geschmack des Urins jedoch kein Streitpunkt. Frisch getrunken, fühlt er sich angenehm weich auf der Zunge an. Sein Aroma ist mal säuerlich, mal mehr oder weniger salzig, zum Teil leicht bitter, aber oft angenehmer als mancher Aperitif, den viele Feinschmecker mit Genuß trinken. Und es ist spannend, mit welcher Geschmacksrichtung wir jeden Tag aufs Neue überrascht werden.

Der anerzogene Abscheu vor dem Urin

Farbe, Geruch und Geschmack des Harns sind nicht unangenehm. Bei Menschen unseres Kulturkreises steigt jedoch der Ekel auf, wenn er den Urin berührt, ihn riecht oder sogar seine Lippen damit benetzt. Hinzu kommt noch die Scham, sollte er bei solch einem »Mißgeschick« beobachtet werden. Das war nicht immer so!

Der tiefe Abscheu vor dem Urin hat sich erst während der Entwicklung unserer westlichen Kultur ausgebildet. Dies ist kein natürlicher Instinkt, wie uns die Naturvölker zeigen. Er muß uns erst eingebläut werden – denn Tiere, kleine Kinder und naturverbundene Zivilisationen kennen diesen Abscheu nicht. –

Eine Abwehrreaktion als Schutzreflex ist erklärbar und vernünftig. Sie soll Schaden von uns abwenden. Eine Abwehrreaktion, wenn wir mit Urin in Kontakt kommen, ist nicht rational.

Ein paar Tropfen an einer »ungünstigen« Stelle auf der Hose lösen bei den Herren hektische Wischbewegungen aus. Herzklopfen und roter Kopf kommen dazu, wenn Zuschauer in der Nähe sind. Ein paar Spritzer auf der Hand – und wir fühlen uns »unrein«. Dieses Gefühl ist unangenehm und beunruhigt uns solange, bis wir uns gründlich gewaschen haben.

Urin tut nicht weh, er schadet und verletzt uns nicht. Trotzdem haben wir Angst, mit dieser körpereigenen Flüssigkeit in Kontakt zu kommen. Das ist nicht vernünftig, muß aber einen Grund haben.

Wenn Sie sich als Mitteleuropäer vor dem Urin ekeln, dann ist das für unseren Lebensraum eine normale Reaktion. Menschen aus anderen Regionen dieser Welt verhalten sich zum Teil anders.

Urin für andere Kulturen kein Tabu

Für die Bantus aus dem südlichen Afrika ist der Urin mit keinen Tabus behaftet. Deshalb wird er auch unproblematisch in die Naturmedizin der eingeborenen Bantu-Whitchdoctors eingegliedert und von den Kranken unvoreingenommen als Heilmittel akzeptiert.

In Indien gibt es eine große Anhängerschaft für die Eigenharntherapie. Bekannte Persönlichkeiten bekennen sich öffentlich zu diesem wunderbar einfachen, natürlichen Heilverfahren und werben auch dafür.

Stellen Sie sich einmal vor: ein deutscher Spitzenpolitiker empfiehlt die Eigenharntherapie. Das wäre sein beruflicher Ruin. Jemand, der seinen eigenen Urin trinkt, kann nicht normal sein!

So ist unsere Einstellung. Sie ist nicht angeboren, sondern anerzogen. Kein natürlicher Instinkt, sondern eine durch Erziehung erzwungene Verhaltensnorm.

Urin und die Erziehung zur Reinlichkeit

Die Erinnerung an die seelischen Qualen der Reinlichkeitserziehung wird von den meisten Menschen verdrängt. In der Ecke stehen, weil das Bett naß war. Schelte, Schläge, oder noch schlimmer, Verachtung, weil man die Blase einmal nicht kontrollieren konnte. So bringen Eltern viel Energie und falschen Ehrgeiz auf, damit ihre Kinder schneller als andere »trocken« werden.

Der Erfolg wird durch körperliche Züchtigung, seelischen Druck und soziale Ausgrenzung des kleinen Wesens erzwungen. Damit beginnt eine verhängnisvolle Entwicklung.

Dem Erziehungsziel Reinlichkeit wird nicht selten die seelische Gesundheit des Kindes geopfert. Aus dem Harn, diesem wunderbaren Produkt unseres Körpers, wird etwas Schlechtes gemacht, das versteckt und verheimlicht werden muß.

Negatives Körpergefühl und Ekel vor dem Urin

Diesen Ekel lernen die Kleinen sehr schnell und verbinden damit ihre Abscheu für das Ausscheidungsorgan. Bei den Sensiblen geht dieser Prozeß noch weiter. Sie übertragen ihre negative Einstellung auf den gesamten Körper. Eine solche Haltung ist heute fast schon Norm, denn sie wird in unserer Gesellschaft nicht als Verhaltensstörung angesehen. Für einen Bantu, der sich ein natürliches, positives Körpergefühl bewahrt hat, erscheinen wir aber nicht nur verhaltensgestört, sondern neurotisch.

Mit der Natur im Einklang. Ein Lebensziel?

Ein schwarzer Pfleger, mit dem ich zusammen in Afrika arbeitete, sagte einmal ironisch zu mir – nachdem er mich zwei Wochen lang bei meiner hektischen Arbeit beobachtete und meine Klagen über Kopfschmerzen und nachlassende Leistungsfähigkeit anhörte –: »Ihr Weißen seid verrückt. Unser Schöpfer hat uns einen einzigartigen Körper gegeben und Ihr tut alles, um dieses Wunderwerk kaputtzumachen. Ihr könnt nicht mit der Natur in Einklang leben, wenn Ihr Euren Körper nicht achtet und ihn mißhandelt. Kein Wunder, Ihr Weißen seid deshalb schwächlich und von Krankheiten geplagt, die wir nicht kennen: Herz- und Kreislaufprobleme, Hochdruck, Herzinfarkt, Schlaganfall, Verdauungsstörungen und viele andere mehr. Steigen Sie von Ihrem hohen Roß herunter, und denken Sie darüber nach, Doktor!«

Diese Worte aus dem Mund eines »primitiven Schwarzen« sind bedenkenswert. Besonders für einen Menschen, der mit der Eigenharntherapie beginnen will. Es muß ihm klar werden: durch die sozialen Normen unserer Zivilisation leben wir nicht mehr im Einklang mit der Natur. Durch die Dressur der Erziehung wird aus dem Urin, einer natürlichen, heilenden Substanz, eine ekelerregende Absonderung gemacht. Wir müssen zuerst lernen, unseren Körper anzunehmen, dann können wir auch den Harn als etwas Natürliches, das in uns selbst auf wunderbare Weise gebildet wird, akzeptieren.

Eigenharntherapie kontra Konsumentenmedizin

Eigenharntherapie ist nicht ein mechanischer Akt, so wie man eine Pille schluckt, sondern eine lange innere Entwicklung von einer verklemmten Haltung des normalen Mitteleuropäers zu der unvoreingenommenen und natürlichen Fröhlichkeit des Kindes, das seinen Körper mit allem, was dazugehört, mag.

Als Anfänger in der Eigenharntherapie sollten Sie versuchen, zunächst das abzubauen, was Ihnen Eltern, Schule und Mitmenschen eingepaukt haben: Den Ekel vor dem Urin!

Der Weg dahin wird zu einer aufregenden Reise in Ihre Kindheit. Er kann Ihre Einstellung zum Leben verändern und Ihr Bewußtsein erweitern.

Ihr Körper: Ein unnachahmliches Werk der Schöpfung

Betrachten Sie Ihren Körper, dann werden Sie staunend bemerken, was Sie seit Ihrer Kindheit vergessen haben: Sie sind einzigartig!

Sie können hier voller Begeisterung Dinge sehen, die Ihnen, weil sie alltäglich sind, schon lange nicht mehr aufgefallen sind: die erstaunlichen Fähigkeiten Ihrer Organe, die durch die besten und kompliziertesten Techniken nicht nachgeahmt werden können.

Z. B. das Fühlen: Sonnenstrahlen auf dem Körper – weicher Stoff in der Hand – warmer Sand unter den Füßen – eine frische Brise im Gesicht – wohlige Müdigkeit in den Muskeln nach einer langen Wanderung – die zarte Haut der Liebsten.

Das Riechen: Eine Wiese im Frühjahr – die Rinde eines alten Baumes – die Frische des Morgens – Heu im Herbst – die feuchte Erde nach einem Regenguß.

Das Hören: Vogelstimmen – das sanfte Rascheln von Blättern im Wind – das Rauschen der Brandung – die ruhige, angenehme Stimme eines Freundes.

Das Schmecken: Ein knackiger Apfel – salziger Schweiß auf den Lippen – frisches Brot im Mund – ein guter Tropfen, der langsam über die Zunge rinnt.

Das Sehen: Eine Landschaft in frischen, leuchtenden Sommerfarben – Wolken, vom Wind getrieben – heller Flaum auf dunkler Haut – eine Locke, die in die Stirn fällt – ein interessantes Gesicht.

All dies können wir wahrnehmen, wenn wir es wollen. Mit unnachahmlichen Sinnen in einem Organismus von atemberaubender Perfektion und erstaunlicher Vielfalt.

Eine Wunderwelt im kleinen

Schon eine winzige Körperzelle ist einzigartig und so kompliziert in ihrem Aufbau, daß letzte Geheimnisse bis heute noch nicht geklärt sind. Ebenso erstaunlich ist das harmonische Zusammenspiel unserer Organe, die sich gegenseitig unterstützen, ergänzen, regulieren und unendlich viele Funktionen zur gleichen Zeit ermöglichen. Diese Leistungsfähigkeit ist wirklich bewundernswert. Die Niere z. B. filtriert jeden Tag etwa 1500 Liter Blut, scheidet Stoffe aus, hält das Gleichgewicht von Stoffwechselprozessen aufrecht und erfüllt noch viele andere Aufgaben, die zum Teil noch nicht vollständig erforscht sind.

Das Produkt der Nieren, der Harn, ist genauso erstaunlich: ein Bild unseres Körpers, mit Informationen über unseren leiblichen und seelischen Zustand. Krankheit, Gesundheit, Hunger, Durst, körperliche Belastung, Trauer, Streß und vieles mehr, alles hinterläßt hier Spuren.

Ein Mikrokosmos im Mikrokosmos

Unser Körper ist eine wunderbare Welt für sich. Hier wird geboren, gestorben, gearbeitet, geruht, gekämpft, informiert, kontrolliert, produziert, aufgenommen, ausgeschieden. Tausende von Dingen laufen gleichzeitig ab, aufeinander abgestimmt, perfekt funktionierend.

Seinen Körper akzeptieren – sich selbst annehmen

Sie haben bis hierher diese Gedanken mitgedacht, die für ein Leben mit der Eigenharntherapie eine Voraussetzung sind. Wenn aus diesen Gedanken auch bei Ihnen eine Überzeugung entsteht, dann können Sie mit offenen Augen die Wunder Ihres Körper erkennen. Sie werden seine Leistung bewundern und voll Dankbarkeit den eigenen Körper mit allem, was dazugehört, annehmen. Sie lernen allmählich, sich selbst zu akzeptieren, da Sie feststellen, daß das, woraus Sie bestehen, wunderbar und einzigartig ist.

Ein Mensch, der sich annimmt, schließt Frieden mit sich und seiner Umwelt.

Diese Haltung, konsequent gelebt, kann Einstellungen ändern – Fesseln der Erziehung abstreifen – den Charakter formen – ausgleichend auf Gefühle wirken – Dankbarkeit wecken – Überheblichkeit abbauen und unser

Bewußtsein erweitern. Denn Sie müssen Tabus abbauen und soziale Normen in Frage stellen.

Die angenehmen Farben des Urins

Gewöhnen Sie sich erst einmal an den Anblick des Urins. Dazu sollten Sie ein schönes Glas griffbereit in Ihrer Nähe haben. Mit frischem Urin gefüllt, halten Sie dieses Gefäß gegen das Licht und vergleichen den Inhalt mit Dingen, die Sie mögen.

Sie sehen die durchscheinende Klarheit von fruchtigem Wein oder getöntem Glas, die Farbe: das Goldgelb des Hahnenfußes, sanfte Brauntöne aller Schattierungen von Herbstlaub.

Mit solch angenehmen Farben stattet Ihr Körper ein sogenanntes »Abfallprodukt« aus!

Ein spezielle Duftnote bei Eigenharnpatienten

Als nächstes tauchen Sie einen Finger in den Harn und betupfen damit Ihre Haut. Die feuchte Stelle wird dann solange gerieben, bis keine Nässe mehr fühlbar ist.

Anfangs werden Sie einen dezenten Duft bemerken, der sich schnell wieder verflüchtigt.

Patienten, die mit der Eigenharntherapie beginnen, haben manchmal Angst, sie würden unangenehm riechen und damit auffallen, besonders bei großflächigen Einreibungen. Sie denken besonders an ältere Menschen, die den Urin nicht halten können und zum Teil einen penetranten Geruch verbreiten. Bei diesen bedauernswerten Patienten ist die Situation ganz anders. Sie tragen häufig durchnäßte Windeln und Unterwäsche. In dieser Feuchtigkeit vermehren sich Bakterien. Es bildet sich Ammoniak, das den beißenden Geruch verursacht. Bei der äußerlichen Verreibung wird der Urin jedoch so lange einmassiert, bis keine Feuchtigkeit mehr zu fühlen ist.

Auch wenn mich Patienten darauf ansprachen, habe ich äußerst selten einen auffallenden Geruch bei ihnen feststellen können. Wir riechen uns selbst meist intensiver, als unsere Mitmenschen das tun. Vor allem, wenn wir unsicher sind, werden unsere Sinne besonders geschärft. Wir bemerken Dinge, die unserer Umgebung nicht auffallen.

Die Sicherheit von Eigenharnpatienten

Die Überängstlichkeit vergeht sehr rasch. Aus der Unsicherheit wird eine heitere Gelassenheit. Einer guten Sache, die uns Kraft und Gesundheit gibt, brauchen wir uns nicht zu schämen.

Dies ist mir bei vielen Patienten aufgefallen, die aus innerer Sicherheit heraus eine positive Ausstrahlung entwickelten. Trotzdem sollte sich niemand zu Dingen zwingen, von denen er nicht überzeugt ist. Wenn es Sie beruhigt, überdecken Sie den möglichen Uringeruch mit ein paar Tropfen eines ätherischen Öls.

Erste positive Erfahrungen mit der Eigenharntherapie

Haben Sie sich jetzt daran gewöhnt, die Haut mit Urin zu benetzen und sein Aroma zu akzeptieren? Dann betupfen Sie Hautstellen, die sie schon lange gestört haben: eine Warze am Finger – ein trockener schuppender

Bezirk am Unterschenkel – den juckenden Bereich am Po – die schuppende Kopfhaut – die unreine Stelle im Gesicht.

So können Sie erste positive Erfahrungen machen. Sie werden erstaunliche Dinge sehen und Vertrauen in die Eigenharntherapie gewinnen. Die Warze am Finger verschwindet – die trockenen Hautbezirke am Unterschenkel normalisieren sich – der Juckreiz am Po geht zurück – die Schuppenbildung auf dem Kopf läßt nach – und, oh Wunder, die Gesichtshaut wird frischer und schöner.

Das sind die ersten Schritte in die Welt der Eigenharntherapie.

Mit Begeisterung werden Sie feststellen, wie Kräfte, die aus Ihnen herausströmen, ungeahnte Heilwirkungen entfalten können.

Der letzte Schritt: Harn trinken

Wenn Sie diese Phase erreicht haben, fällt es Ihnen nicht mehr schwer, die Lippen mit frisch gelassenem Urin zu benetzen. Fahren Sie langsam mit der Zunge darüber. Diesen Geschmack kennen Sie. Er erinnert Sie an einen stürmischen Tag am Strand. Gischt hatte Sie durchnäßt und das Gesicht besprüht. Auch damals fanden Sie den salzigen Geschmack auf den Lippen reizvoll.

Haben Sie sich nun daran gewöhnt und festgestellt: der Urin schmeckt gar nicht so unangenehm?! Fangen Sie jetzt an, ihn mit kleinen Schlucken zu trinken. Der Geschmack ist jedesmal ein anderer. Er hängt davon ab, was Sie gegessen und getrunken haben. Auch der gesundheitliche Zustand Ihres Körpers hat einen Einfluß. Fastentage, Obsttage und vermehrte Flüssigkeitsaufnahme machen das Produkt der Nieren sanfter im Geschmack und weniger konzentriert. Bei übermäßiger und ungesunder Ernährung wird der Urin konzentrierter und geschmacklich strenger. Sie haben damit gleich eine Kontrolle, ob Sie sich optimal ernähren.

Falls Sie es schon ohne Abscheu können, lassen Sie den Urin einen Moment im Mund verweilen und versuchen Sie, wie ein Weinkenner die Geschmacksanteile zu analysieren.

Die salzige Komponente ist von unterschiedlicher Intensität und überwiegt. Manchmal schmecken Sie leicht säuerliche Bestandteile heraus. Ab und zu ist auch der Hauch einer bitteren Note am Zungengrund festzustellen.

Geschafft!

Haben Sie das alles registriert, mit Interesse und ohne negative Gefühlsregungen, dann haben Sie sich sehr weit auf dem Weg zur umfassenden Eigenharntherapie entwickelt.

Sie haben es geschafft, die inneren Widerstände der Erziehung und die äußeren Hindernisse der sozialen Normen hinter sich zu lassen.

Das ist eine große, geistige und emotionale Leistung, auf die Sie stolz sein können!

3. Kapitel
Anwendungsformen der Eigenharntherapie

Einführende Gedanken

Konsumentenmedizin

Da sitzt er ergeben und gläubig vor seinem Doktor, dieser hehren weißgekleideten Gestalt, lauscht ergriffen den Erklärungen, vernimmt viele lateinische Ausdrücke und ist tief beeindruckt von soviel angehäuftem Wissen und erlesener Bildung.

Er versteht nichts, weiß aber voller Vertrauen: der Herr Doktor wird's schon richten. Für die Gesundheit ist sein Arzt zuständig, der hat schließlich jahrelang studiert, da muß er selbst nichts tun. Seine eigene Leistung besteht darin, den Mund etwas aufzumachen, um eine Tablette hineinfallen zu lassen. Dann kann er wieder zur Tagesordnung übergehen und muß sich keine lästigen Gedanken über Kranksein und Gesundwerden machen.

Diese Karikatur eines Kranken, gleichgültig, desinteressiert und ergeben, wäre mit einer Eigenharntherapie überfordert.

Die Eigenharntherapie verlangt eigene Aktivitäten

Der Eigenharnpatient ist im Gegensatz zu dem eben beschriebenen Kranken ein aktiver, interessierter Mensch, der selbst etwas für seine Gesundheit tun will. Schon die Entscheidung für diese Therapieform ist ein erster Schritt zur Gesundung und setzt einen seelischen Prozeß in Gang, der Heilkräfte freimacht.

Der Eigenharnpatient ist der vielbeschriebene und oft zitierte »mündige« Patient. Er muß kein Fachmann auf medizinischem Gebiet sein, eher ein Mensch, der es schätzt, sich mit einer sanften Therapieform zu befassen, selbständig und relativ unabhängig. Zu seinem eigenen Vorteil.

Erfahrungen sammelt er durch eigenes Tun. Gespräche mit Gleichgesinnten und dem Eigenharntherapeuten können das Wissen vertiefen. Manchmal hilft auch die Literatur weiter.

Urin wirkt auf verschiedenen Wegen

So lernt er allmählich die verschiedenen Anwendungsformen kennen, die alle demselben Zweck dienen: dem Körper soll auf verschiedenen Wegen Eigenharn zugeführt werden, damit er dort seine aktivierenden, regulierenden und aufbauenden Kräfte entfalten kann:

- über die Haut wirkt der Urin durch Betupfen, Einreibungen, Umschläge, Packungen, Wickel, Kompressen und Bäder
- durch Injektionen in den Muskel oder den Unterhautbereich wird das Gewebe Ausgangspunkt für die heilende Wirkung

- Schleimhäute nehmen Eigenharn auf beim Trinken, durch Spülungen, Teilbäder, Klistiere und Inhalieren.

Die Wahl der Anwendungsform

Welche Anwendungsform aus dieser Vielfalt am besten ausgewählt wird, hängt von vielen Punkten ab. Das sind zum Beispiel:

- Art, Schwere und Ort der Erkrankung,
- Alter und Allgemeinzustand des Patienten,
- Erfahrung, Vorlieben, Schwerpunkte und Geschicklichkeit des Anwenders oder Therapeuten,
- innere Einstellung zum Heilmittel Urin,
- räumliche und zeitliche Möglichkeiten für die Anwendung,
- Einstellung der Familienangehörigen oder Lebenspartner zur Eigenharntherapie.

Das alles sind Dinge, die Sie durch Erfahrung lernen können. Es geht nicht um die Frage, ob Eigenharn wirkt, denn das ist durch die Praxis belegt, sondern: Welche Anwendungsform ist für die jeweilige Krankheit am günstigsten.

Die Schulmedizin ist auf kranke Organe fixiert

Herr J. ist seit eineinhalb Jahren bei vier Ärzten in Behandlung. Sein Hausarzt, die erste Anlaufstelle, stellt eine Nasennebenhöhlenentzündung fest und überweist an den Hals-Nasen-Ohren-Arzt. Nach kurzer Zeit kommt eine Entzündung der Prostata hinzu – darum kümmert sich der Urologe. Seit einem halben Jahr machen die Gelenke Beschwerden, das ist die Domäne des Orthopäden.

Jeder Arzt, ein anerkannter Fachmann seines Gebietes, kümmert sich um das Organ, für das er ausgebildet wurde. Er weiß eventuell welche Medikamente der Kollege verschreibt, aber meist nicht wie dessen Behandlung abläuft. Nasennebenhöhlen sind im medizinischen Universum Welten von der Prostata entfernt.

Der Eigenharntherapeut sieht den ganzen Menschen

Wichtiger, als die Erkrankung von Organen ist für den Eigenharntherapeuten der ganze Mensch und die Ursache der Krankheit. Im vorliegenden Fall stellt er eine Abwehrstörung fest, die sich im Nasennebenhöhlenbereich und an der Prostata zeigt. Die rheumatischen Gelenkbeschwerden sind als Reaktion auf diese Eiterherde zu werten.

Er setzt deshalb die Eigenharntherapie als aktivierende und regulierende Maßnahme ein, die auf den gesamten Körper wirkt und natürlich dann auch auf die erkrankten Organe.

Er beginnt mit Eigenharninjektionen und stellt dann, nach kurzer Zeit, auf Eigenharntrinken, Fasten, Gelenkpackungen und Nasenspülungen um.

Die Eigenharntherapie, eine Behandlungsmethode für mündige Patienten

Nachdem der Patient gründlich eingewiesen wurde, führt er diese Anwendungen selbständig in eigener Verantwortung durch. Eine Aufgabe, mit der bisher vier Ärzte beschäftigt waren.

Der Eigenharnpatient hat keine Erfahrung in der Auswertung von Laborbefunden. Er kann eine Computertomographie nicht von einem modernen Gemälde unterscheiden – er hat noch nie etwas von einem tertiären Hyperparathyreodismus gehört. Das alles ist nicht erforderlich und auch unwichtig.

Sein guter Wille, seine positive Einstellung, sein konstruktives Engagement reichen aus, um einen befriedigenden Heilerfolg zu erzielen.

Intramuskuläre Anwendungen

Sonderstellung der intramuskulären Anwendung

Die Eigenharntherapie ist ein Behandlungsverfahren für mündige Patienten. Sie verlangt Initiative und eigenverantwortliches Denken und Handeln. Deshalb paßt die intramuskuläre Anwendung auch nicht ganz in diesen Rahmen, denn hier handelt und behandelt der Arzt, während der Patient eine abwartende passive Rolle übernimmt.

Die Einstellung zur intramuskulären Anwendung wandelt sich

In Berichten älterer Eigenharntherapeuten nimmt die intramuskuläre Anwendung von Eigenharn den größten Raum ein. Das ist auch verständlich, da sie sich aus der Eigenbluttherapie entwickelt hat. Viele Dinge, die heute wissenschaftlich besser erforscht sind, waren damals noch nicht bekannt. Der Dünndarm enthält unter anderem Abschnitte, die wichtige Aufgaben im Rahmen der körpereigenen Abwehr übernehmen. Getrunkener Eigenharn kann in diesen Bereichen eine Aktivierung des Immunsystems auslösen.

Auch die Haut wurde weiter erforscht. Sie ist nicht nur eine Hülle, die uns umgibt, sondern ein Organ mit vielen Funktionen. Als ob sie aus tausenden von kleinen Mündern bestünde, nimmt sie vieles auf, womit sie in Berührung kommt. Sauerstoff, Medikamente oder Bestandteile des Eigenharns nutzt sie für den eigenen Gebrauch oder verwertet sie für den Organismus.

Seit diese Dinge bekannt sind, bestehen wir nicht mehr auf der intramuskulären Anwendung des Eigenharns.

Der Arzt als Autorität?

In früheren Zeiten war das Verhältnis zwischen Arzt und Patient anders als heute. Man sah den Arzt als eine Autorität an. Dementsprechend benahm er sich auch seinen Patienten gegenüber. Er behandelte sie als unmündige Kranke, die streng geführt und an der kurzen Leine gehalten werden mußten. Dafür ist eine Therapieform wie die intramuskuläre Anwendung genau richtig. Der Arzt schreibt vor, der Patient gehorcht kritiklos.

Heute sollte dieses Verhältnis besser partnerschaftlich sein. Auf der einen Seite der interessierte, engagierte und mündige Patient, auf der anderen Seite der Arzt, ein medizinischer Fachmann, der ermuntert und berät.

Risiken der intramuskulären Anwendung

Auch in einem anderen Punkt paßt die intramuskuläre Anwendung von Urin nicht ganz in diese sanfte risikoarme Art der Eigenharntherapie. Der Urin, der zur Injektion verwendet wird, kann Bakterien enthalten. Diese würden eine Entzündung im Gewebe auslösen, im ungünstigen Fall sogar eine schmerzhafte, gefährliche Vereiterung. Vor dieser Komplikation haben sich schon die älteren Eigenharntherapeuten gefürchtet und deshalb dem Urin Phenol zur Desinfektion zugesetzt. Aber Phenol ist eine nicht ganz unbedenkliche chemische Substanz, möglicherweise sogar an der Krebsentstehung beteiligt. Also sollte diese Desinfektionsmethode besser nicht mehr angewendet werden.

Abkochen schwächt die Wirksamkeit des Urins

Andere Therapeuten kochen den Urin ab, bevor sie ihn injizieren. Das aber widerspricht der Idee der Eigenharntherapie. So wie sich beim Kochen eines Eies das Eiweiß sichtbar verändert, denaturiert und wertlos wird, so verändern sich auch die Eiweißbestandteile des Urins völlig. Aber gerade diese Eiweißbestandteile sind wichtige Informationsträger unseres Körpers und mögliche Aktivatoren für regulierende, körpereigene Prozesse.

Die Ozonbehandlung des Eigenharns

Das Problem der Urinsterilisation wurde mit der Zugabe von Ozon gelöst. Auch mit dieser Methode muß der Eigenharn rasch verwendet werden. Denn Bakterien, anders als viele Menschen, wissen, was gut ist. Sie fühlen sich im Urin wohl, da er unendlich viele aufbauende Substanzen enthalten kann. In dieser angenehmen, freundlichen Nährflüssigkeit vermehren sie sich rasch und ungehemmt. Um diesen Bakterien keine Chance zu geben, muß der mit Ozon durchmischte Mittelstrahlurin deshalb ohne Zeitverlust injiziert werden.

Die Injektion ist schmerzhaft

Wenn Sie von der Wirksamkeit der Eigenharntherapie überzeugt sind, nehmen Sie sicherlich auch Unannehmlichkeiten in Kauf. Eine davon ist die schmerzhafte Injektion, unabhängig davon, ob eine dünne Nadel verwendet oder mit bester Technik gespritzt wird, es tut weh. Um so stärker, je mehr Urin verwendet wird.

Sicherlich widerspricht es nicht der Idee der Eigenharntherapie, wenn der Injektion eine kleine Menge Impletol zugesetzt wird. Das verändert den Urin nicht, aber es unterdrückt den Schmerz. »Was schmerzt, hilft auch« ist die Aussage eines wenig mitfühlenden Therapeuten und paßt nicht zur Eigenharntherapie, die eine sanfte, schonende und patientenfreundliche Behandlungsform ist.

Eigenharn mit Medikamenten kombinieren?

Auch andere Medikamente könnten zugegeben werden, um die Wirkung zu ergänzen oder zu verstärken. Das ist meist nicht nötig, da Eigenharn in der Regel genügend heilende Aktivitäten entwickelt. Für den Therapeuten sind diese Zusätze auch ungünstig, da er nicht abschätzen kann, ob die Zugabe oder der Urin wirkt. Diese Beurteilung ist für die weitere Planung einer patientenorientierten Behandlung wichtig.

Ablauf der Injektionsbehandlung

Wie bei jeder anderen Behandlungsform beginnt der Therapeut auch mit den Injektionen sehr vorsichtig, besonders wenn er den Patienten noch nicht gut kennt. Meist werden bei der ersten Sitzung 0,3 bis 0,5 ml Harn gegeben. Die Urinmenge erhöht sich dann bei den nachfolgenden Injektionen um jeweils 0,3 bis 0,5 ml. Mehr als 3 ml sind nicht zu empfehlen. Das Sprichwort:

»Viel hilft viel«, hat sich bei der Injektionstherapie nicht bewahrheitet.

Der Urin ist zu verschiedenen Tageszeiten unterschiedlich zusammengesetzt. Die Variationsbreite ist erstaunlich und von vielen inneren und äußeren Ursachen abhängig.

Da die Urinkonzentration während der Nacht am größten ist, legt man die Injektionen am besten auf den frühen Morgen. Dafür gibt es aber keine starren Regeln. Geht es aus organisatorischen oder zeitlichen Gründen nicht anders, können Sie zwanglos auch einen anderen Zeitpunkt wählen. Es sollte aber niemals alter, mitgebrachter, sondern immer frisch gelassener Mittelstrahlurin verwendet werden.

Richtlinien für die Injektionsbehandlung

Wie häufig, in welchen Abständen und welche Harnmenge injiziert wird, hängt von vielen Faktoren ab. Das Alter, der körperliche Zustand, das Geschlecht, Art, Schwere und Lokalisation der Erkrankung. Das alles berücksichtigt der erfahrene Eigenharntherapeut in seinen Entscheidungen. Er läßt sich dabei durch einen wichtigen Leitsatz führen: »Belaste den Patienten vorsichtig und so wenig wie möglich, aber doch ausreichend genug, damit eine hinreichend starke Heilreaktion ausgelöst wird.«

Ein Beispiel aus der Praxis

Herr S. quält sich mit einer chronischen Entzündung der Vorsteherdrüse. Antibiotika haben das plötzliche, erneute Aufflammen der Infektion unterdrücken können, aber Rückfälle werden damit nicht vermieden. Zur Aktivierung der körpereigenen Abwehr sind deshalb mehrere intramuskuläre Injektionen mit Eigenharn geplant.

Der Patient kommt am frühen Morgen. Mittelstrahlurin wird in einem sterilen Behälter aufgefangen und sofort mit Ozon durchflutet, eine kleine Menge in eine Spritze aufgezogen, 1 ml Impletol dazugegeben und ohne Verzögerung intramuskulär gespritzt. Die zeitlichen Abstände für diese Injektionen hängen von der lokalen und allgemeinen Reaktion ab. Entwickelt sich eine Rötung an der Einstichstelle, werden die Abstände vergrößert, ebenso bei grippeähnlichen Symptomen und Fieber.

Im Durchschnitt liegen die Injektionsabstände bei zwei bis drei Tagen.

Sobald wie möglich stellt der Eigenharntherapeut auf eine andere Therapieform um, die der Patient selbständig, unabhängig und nach eigenen Bedürfnissen durchführen kann.

Teilbad

Ein Fußpilz macht Beschwerden

Der unangenehme Juckreiz zwischen den Zehen wurde als Fußpilz erkannt. Eine rötliche schuppende, stark veränderte Haut im Zwischenzehenbereich, dort wo es immer etwas feucht ist.

Diesmal wollen Sie eine Eigenharnbehandlung versuchen und mit den Heilkräften Ihres Körpers das krankhaft veränderte Hautmilieu wieder normalisieren.

Vorbereitungen

Ein großer Glasbehälter mit weitem Hals und Verschluß enthält intensiv wirkenden, mehrere Tage alten Urin. Eine Schüssel, die ausreichend groß für ein Fußbad ist, steht daneben. Ein Fön ist ebenfalls griffbereit.

Durchführung eines Eigenharnteilbades

Als erstes füllen Sie Ihren Teilbadbehälter mit Urin und tauchen den Vorfuß hinein. Die Heilwirkung des Urins können Sie zusätzlich unterstützen, indem Sie den Eigenharn intensiv in den Zwischenzehenbereich einmassieren. Danach wird das behandelte Gebiet gründlich, aber nicht zu heiß, trockengefönt.

Das alles sollten Sie zweimal täglich durchführen. Auch für andere Körperbereiche ist eine Teilbadbehandlung möglich, um die desinfizierende, reinigende, aufbauende und hauterneuernde Wirkung des Urins heilbringend einzusetzen.

Inhalationen

Die Schrecken des Beipackzettels

Wenn Sie das Gruseln lernen wollen, dann empfehle ich Ihnen eine spezielle Literaturrichtung, die Gänsehäute am laufenden Band produziert und Ihnen einen Blick in den Abgrund des Grauens vergönnt. Sie finden dort alle Schrecken vor, die Sie sich vorstellen können – von Krankheiten über Leiden und Verstümmelung bis zum Tod. – Diese Literatur erhalten Sie kostenlos, wenn Sie sich von Ihrem Arzt ein Rezept verschreiben lassen. Sie finden ein Stück Papier, das ganz unschuldig in der Medikamentenpackung verstaut wurde: den Beipackzettel!

Die pharmazeutischen Firmen beschreiben darin ihr Medikament in den schwärzesten Farben. Warum? Sie wollen sich juristisch absichern.

Der Erfolg? Der leidende Patient bekommt Tabletten, liest den Beipackzettel, diese psychologische Glanzleistung, ist erschrocken und legt die Schachtel unbenutzt schnell beiseite.

Warum auch pflanzliche Heilmittel, die sich über viele Jahre bewährt haben, mit solchen Warnhinweisen belegt werden, ist aus erfahrungsmedizinischer Sicht manchmal unverständlich.

Die juristische Seite einer ungewöhnlichen Therapieform

Leider müssen sich auch Ärzte und Therapeuten von Zeit zu Zeit juristisch absichern, wenn sie sich mit einer besonderen und ungewöhnlichen Therapieform beschäftigen und damit der schulmedizinischen Lehrmeinung widersprechen.

Eigenharninhalationen in der Praxis bewährt

Aus diesem Grund darf ich Ihnen Inhalationen mit Eigenharn nicht empfehlen, obwohl sich auch diese Therapieform in der Praxis bewährt hat. Bei dieser Anwendungsart könnten Bakterien aus dem Urin in die Bronchien verschleppt werden. Wahrscheinlich ist das aber nur ein theoretisches Problem, wie viele komplikationslose Anwendungen beweisen.

Überlegungen zur Harnsterilisation

Ein schulmedizinisch ausgebildeter Bakteriologe hat einmal empfohlen, den Urin zu sterilisieren. Diese Maßnahme widerspricht aber der Idee, die hinter der Eigenharntherapie steckt.

Phenol als desinfizierende Beigabe ist wirkungsvoll, kann aber möglicherweise Krebs auslösen.

Ozon, das in niedriger Dosierung nachweislich Heilwirkungen auf den Organismus hat und in höheren Dosen sterilisierend wirkt, sollte im Bereich der Lungen nicht verwendet werden.

Kochen als sterilisierende Maßnahme verändert den Urin. Substanzen, die mögliche Heilwirkungen auslösen, werden hierbei umgebaut und in ihrer Wirkung abgeschwächt. Es gibt also keine Möglichkeit, den Urin zu sterilisieren, ihn aber gleichzeitig nicht in seiner Wirksamkeit zu verändern.

Ein Beispiel aus der Praxis

Seit vielen Jahren ist Herr M. wegen einer chronischen Bronchitis in ärztlicher Betreuung. Mit der schulmedizinischen Behandlung ist er nicht zufrieden. Deshalb will er es jetzt mit der Eigenharntherapie versuchen. Dazu muß er erst Erfahrungen sammeln.

Wie bei den ätherischen Ölen, die er früher inhaliert hat, will er auch den Urin aufkochen und den Dampf einatmen. Dieses Inhalat enthält jedoch nur Wasser und nicht die Heilsubstanzen des Urins.

Nach Rücksprache mit einem Eigenharntherapeuten besorgt sich Herr M. deshalb einen Vernebler und verwendet jetzt eine Mischung von 10 bis 20 Prozent frischem Eigenharn und 80 bis 90 Prozent Emser Sole.

Er inhaliert so oft wie möglich, im Durchschnitt zwei bis dreimal täglich.

Wirkungen des Eigenharns auf die Bronchien

Warum Urin gerade in dieser Anwendungsform bei chronischer Bronchitis, Husten und Heiserkeit wirkt, läßt sich durch unterschiedliche Ansatzpunkte erklären:

Urin reinigt Schleimhäute und verstärkt deren Säfteproduktion. Ein spezielles Transportsystem in Form von feinen Härchen, die Abfallstoffe aus den Bronchien hinausbefördern, wird aktiviert. Und Eigenharn erhöht die Abwehrkräfte der Schleimhäute am Ort des Kontaktes und zusätzlich des gesamten Organismus durch Aufnahme in den Körper.

Betupfen

Hautprobleme einer jungen Frau

Soweit sie zurückdenken kann, war die Haut ihr größtes Problem. Allmählich hatte sie gelernt, damit umzugehen, obwohl ihr die großen Poren im Nasenbereich viel Probleme bereiteten, da sich hier häufig Aknepickel bildeten. Die empfohlene Langzeitbehandlung ihres Hausarztes mit Antibiotika brach sie nach einiger Zeit wieder ab, da eine Eigenharnbehandlung den gleichen Effekt erzielte, aber keine schädigenden Nebenwirkungen aufwies.

Ablauf der Behandlung

Für die Behandlung ist neben dem Waschbecken alles aufgebaut. Watte und ein Behälter mit Urin. Dafür hat sie ein leeres Parfümfläschchen gewählt, das mit einem Glasstopfen verschlossen werden kann. Es enthält einen mehrere Tage alten Urin, der intensiver als frischer wirkt.

Die junge Frau macht es sich vor dem Spiegel gemütlich. Mit einem im Urin sattgetränkten Wattebausch reinigt sie den Nasenrücken gründlich. Anschließend nimmt sie einen zweiten Wattebausch, der weniger stark gesättigt ist, drückt ihn kräftig gegen die Haut, damit Urin in die Poren gepreßt wird. Danach kann alles in Ruhe trocknen. Falls in Eile, beschleunigt ein Fön den ganzen Ablauf.

Diese Anwendung gönnt sie ihrer Haut zweimal täglich, nach dem Aufstehen und vor dem Schlafengehen.

Der gute Erfolg belohnt ihre Mühen.

Einreibungen

Die vielseitigen Leistungen der Haut

Ähnlich wie Lunge, Darm und Niere ist die Haut ein reges, vielseitiges Ausscheidungsorgan. Sie gibt Kohlendioxyd, Wasser, Salze und andere Stoffwechselprodukte nach außen ab. Gleichzeitig nimmt sie, wie ein trockener Schwamm, vieles begierig auf, womit sie in Berührung kommt.

Wirkungen des Eigenharns an der Haut

Dieses Wissen verwenden wir in der Eigenharntherapie. Urin, diese lebendige, aktivierende, vielseitig zusammengesetzte Flüssigkeit, die Wachstum und Gedeihen fördert, bieten wir der Haut durch Einreibungen an. Und die Haut arbeitet damit:

- Inhaltsstoffe werden verwendet, um Aufbau und Regeneration unserer äußeren Umhüllung zu unterstützen,
- die Abwehrkräfte der Haut werden geübt und gestärkt,
- der gesamte Organismus wird angeregt und gekräftigt.

Bei welchen Krankheiten Einreibungen?

Diese Abläufe erklären, warum bestimmte Krankheitsformen auf Harneinreibungen gut ansprechen:

- Hautkrankheiten gehören dazu,
- Zustände mit allgemeiner Abwehrschwäche,

- Situationen, in denen eine Aktivierung und Vitalisierung gewünscht wird.

Vorbereitungen

Bereiten Sie die Anwendung gut vor:

- Der Raum, in dem Sie sich befinden, ist gut temperiert,
- ein Behälter mit frischem Eigenharn steht griffbereit; bei Hautkrankheiten oder empfindlicher Haut kann auch im Wechsel ein mehrere Tage alter Urin verwendet werden, der intensiver wirkt,
- stellen Sie sich auf ein großes Tuch oder in die Badewanne.

Die Hautprobleme der Frau R.

Frau R. bemerkt seit ihrem 50. Lebensjahr eine zunehmende Trockenheit der Haut. Ein anfängliches Jucken wird immer stärker und ist zum Teil unerträglich. Ihr Arzt, ein Eigenharntherapeut, erklärt diese Veränderungen durch einen Mangel an weiblichen Hormonen und hat Ganzkörpereinreibungen mit Eigenharn empfohlen.

Frau R. kann sich als Hausfrau ihre Zeit einteilen und gönnt sich deshalb nach dem Aufstehen eine ganze Stunde, in der sie nur für sich selbst da ist und etwas für ihre Gesundheit tut.

Durchführung der Einreibung

Im warmen Badezimmer stellt sie sich unbekleidet in die Wanne. Zwei Glasbehälter, der eine mit frischem, der andere mit altem Urin gefüllt, stehen griffbereit neben ihr. Sie schüttet eine kleine Portion Urin in die hohle Hand und verreibt ihn mit kleinen kreisenden Bewegungen. Durch diese leichte Massage wird die Aufnahmefähigkeit der Haut unterstützt. Frau R. läßt sich viel Zeit. Sie beginnt an der Stirn und hört an den Fußsohlen auf. Zum Schluß nimmt sie ihren Massagehandschuh und bürstet Beine, Hände und Körper mit kräftigen Strichen zum Herzen hin.

Danach breitet sie ein großes Tuch auf dem Bett aus, legt sich darauf und läßt den Urin eintrocknen.

Ein wohliges Gefühl breitet sich über ihren gesamten Körper aus. Das genießt sie in vollen Zügen.

Diese Stunde, in der sie so viel für ihren Körper getan hat, gibt ihr Spannkraft und Freude für den ganzen Tag und festigt ihre Abwehr gegen mögliche, kommende gesundheitliche Belastungen.

Kompressen

Eine Wundinfektion

Gestern, nach dem unglücklichen Sturz auf der Treppe, sah die kleine Schürfwunde am Knie gar nicht gefährlich aus: nur einige oberflächliche Einrisse mit Hautdefekten und einer geringen Blutung.

Heute morgen hat sich das Bild dramatisch geändert. Um die Schürfstelle ist die Haut bläulich gerötet und eine gelbe, rahmige Flüssigkeit bedeckt die Wunde. Es brennt und zieht unangenehm im gesamten Knie.

Eigentlich wollten Sie schon gestern mit der Eigenharntherapie beginnen. Sie kamen jedoch nicht mehr dazu. Andere Dinge waren wichtiger. Heute muß aber etwas passieren, sonst wird die Infektion immer schlimmer.

Durchführung der Eigenharnbehandlung

Für die Behandlung sind einige Dinge bereits vorbereitet: mehrere saugfähige, saubere Baumwolltücher unterschiedlicher Größe – ein großer Glasbehälter für den Eigenharn – Watte – ein Fön sowie ein großes Tuch.

Sie suchen sich jetzt einen Platz, wo sie das Bein lokker und entspannt auflegen können. Das große Tuch wird darunter ausgebreitet und ein Wattebausch in den frischen Eigenharn getaucht. Damit betupfen Sie vorsichtig die Wunde so lange, bis sie sauber aussieht. Danach nehmen Sie ein Baumwolltuch, falten es soweit zusammen, daß es die Wunde gut überdeckt und tauchen es ebenfalls in den frischen Eigenharn ein. Auf die Wunde gelegt, lassen Sie es 20 bis 30 Minuten einwirken. Diese Kompresse können Sie dann ab und zu mit Urin befeuchten, damit sie nicht austrocknet. Danach wird die Wunde trockengefönt und locker verbunden.

Diese Anwendung wiederholen Sie mehrmals am Tag, so wie es Ihre Zeit erlaubt; je häufiger Sie es tun, um so besser ist es.

Trinken

Eine wirkungsvolle Therapieform

Trinken ist neben der intramuskulären Anwendung die intensivste Form der Eigenharntherapie. Der Urin kommt dabei mit den Schleimhäuten des Mundes, Magens, Dünndarms und der Speiseröhre in Berührung. Es gibt Kontaktmöglichkeiten über eine lange Strecke und weite Fläche. Auf seinem Weg wird der Urin allmählich verändert, die Auswirkungen auf den Körper sind deshalb intensiv und vielschichtig.

Eigenharn zu trinken ist einfach, aber doch schwierig

Trinken ist eine einfache Form der Eigenharntherapie. Sie brauchen nur ein Gefäß, und schon können Sie dieses preiswerte, allzeit verfügbare Heilmittel zu sich nehmen. Lange Vorbereitungen oder spezielle Apparaturen sind nicht erforderlich.

Trotzdem ist die Eigenharntherapie für uns eine schwer zu akzeptierende Behandlungsform. Die Tür, die sich uns in die Wunderwelt der Eigenharntherapie öffnen will, wird blockiert durch eine Mauer aus Vorurteilen, Erziehung und Gewohnheit. Viele können dieses Hindernis nicht überwinden. Für die, die es schaffen, wartet dahinter die nächste Hürde: unsere Umwelt.

Die intolerante Haltung unserer Mitmenschen

Vielleicht haben Sie eine Freundin, die sich bisher tolerant und offen gezeigt hat, und mit der Sie alles Wichtige und Unwichtige besprechen konnten. Aber Eigenharntherapie, nein, danke, die geht ihr doch etwas zu weit!

Oder der Ehemann, der mit gesundem Leben sowieso nichts am Hut hat. Der es nicht mag, wenn Sie eigene Wege gehen. Und dann noch diese spinnerte Behandlungsmethode!

Hier zeigt sich die wahre Natur einer Beziehung. Erst wenn das, was Sie tun, akzeptiert wird, werden Sie als Person akzeptiert und ernst genommen.

Zur Eigenharntherapie stehen!

Hauteinreibungen mit Urin können Sie noch heimlich durchführen. Aber beim Trinken müssen Sie sich eindeutig und endgültig zur Eigenharntherapie bekennen.

Jetzt werden Sie Charaktereigenschaften entwickeln, die bisher nur ungenutzt in Ihnen geschlummert haben. Sie haben es geschafft, über Ihren eigenen Schatten zu springen und Urin ohne Ekel als Heilmittel anzunehmen. Jetzt müssen Sie noch Standhaftigkeit entwickeln und sich gegen die Vorurteile Ihrer Umwelt behaupten.

Als Anhänger der Eigenharntherapie sind Sie in unserer Gesellschaft etwas Besonderes. Viele werden sich an Ihnen stoßen, denn wer anders als der Durchschnitt ist, hat es nicht immer leicht.

Das Leben mit der Eigenharntherapie gibt Profil.

Aber zu Ihrer Ermunterung: es gibt auch eine andere

Seite. Von vielen werden Sie im stillen beneidet: Sie haben den Mut, etwas Gutes für sich selbst zu tun. Sie werden insgeheim geachtet und bewundert, da Sie sich über Klischees und Normen hinwegsetzen, und sich zu einer Sache bekennen von der Sie überzeugt sind. So möchten viele Menschen sein, haben aber nicht die Kraft, sich aus der Mittelmäßigkeit zu befreien.

Warum sollten Sie in einer Gesellschaft Alkohol trinken. Nur weil es so üblich ist und Sie nicht auffallen wollen?

Warum sollten Sie auf eine wirkungsvolle, sanfte Heilmethode verzichten? Nur weil Ihre Mitmenschen dafür noch nicht reif sind?

Bleiben Sie standhaft. Menschen, von denen Sie geliebt und geachtet werden, akzeptieren das, was Sie tun. Heilerfolge, die Sie vorzuweisen haben, können dann mit der Zeit Ungläubige überzeugen und zu dieser sanften Therapieform bekehren.

Unterstützung durch Gleichgesinnte

Manchmal ist es schwer, so alleine zu stehen, ohne Ermunterung und Anerkennung. Deshalb ist es für viele eine Hilfe, sich mit Gleichgesinnten zu treffen und gegenseitig zu stützen. Aus diesem Grund haben sich auch Gesprächskreise und Selbsthilfegruppen gebildet. Auskünfte können Sie bei Kontakt- und Informationsstellen für Selbsthilfegruppen erhalten, die es vielleicht auch in Ihrem Wohnort gibt.

Ablauf einer Trinkkur

Wenn Sie die Eigenharntherapie anwenden wollen, sollten Sie das locker und entspannt in aller Ruhe tun, ohne negative Beeinflussung und Druck von außen.

Fangen Sie mit einer intensiven Trinkkur an. Das bedeutet, in den ersten drei Tagen sollte der gesamte Urin, einschließlich des Nachturins, getrunken werden.

Achten Sie während dieser Zeit besonders auf die Ernährung. Sie muß leicht sein. Lassen Sie Fleisch weg und essen Sie viel Obst. Am Geschmack des Urins können Sie erkennen, ob Sie sich richtig ernähren. Ergänzen Sie Ihre Kost durch viel Flüssigkeit. Trinken verdünnt den Urin und macht ihn geschmacklich angenehmer.

Mögliche Reaktionen

Viele Patienten zeigen auffallende Reaktionen, wenn Sie mit der Eigenharntherapie beginnen. Sehr schnell tritt ein verstärkter Harndrang auf. Die produzierten Urinmengen sind erstaunlich und auch die Flüssigkeitsausscheidung über den Darm nimmt zu. Der Stuhl wird dünner und es kann Durchfall auftreten, jedoch ohne die üblichen schmerzhaften Krankheitssymptome. Normalisiert sich dieser Zustand nicht wieder von alleine, pausieren Sie lieber kurzfristig, damit Sie nicht zuviel Wasser und Elektrolyte über den Darm verlieren. Nach ein bis zwei Tagen und festem Stuhlgang können Sie dann in Ihrer Eigenharnkur fortfahren.

Mit der Zeit werden Sie auch feststellen, daß sich Ihr Urin verändert. Seine Farbe wird klarer und heller, der Geschmack sanfter.

Wie geht es weiter?

Wenn diese drei Tage intensiver Anwendung vorüber sind, trinken Sie eine Woche lang den Tagesurin, in der darauffolgenden Woche den Urin, der bis mittags produziert wird und während der letzten Woche nur den Morgenurin.

In diesen dreieinhalb Wochen haben Sie sich an das Urintrinken gewöhnt. Vielen Patienten fehlt etwas, wenn sie es jetzt beenden würden. Der morgendliche Urintrunk sollte Ihnen deshalb von jetzt ab zur Gewohnheit werden.

Tips zur Trinkkur

Verwenden Sie frischen Urin, körperwarm schmeckt er angenehm. Trinken Sie keinen alten Urin. Die Ammoniakentwicklung macht ihn ungenießbar.

Wenn Sie den Urin einen Moment im Mund belassen, können Sie seine Wirkung verstärken. Neben der günstigen Wirkung auf die Schleimhaut werden bereits hier erste Bestandteile intensiv aufgenommen.

Danach bewegen Sie ihn ein paarmal im Mund hin und her, Speichel wird produziert und der Harn wird in die ersten Bestandteile verarbeitet und zerlegt. Auf dem Weg über Speiseröhre und Magen zum Darm wird dieser Prozeß fortgeführt. Dadurch werden noch fast unveränderte bis völlig zerlegte Urinbestandteile im Organismus aufgenommen.

Deshalb kann der Urin in dieser Anwendungsform auch besonders intensiv wirken.

Lassen Sie sich Zeit! So, wie Sie Essen nur in Ruhe genießen, sollten Sie aus dem Trinken des Eigenharns eine kleine Zeremonie machen.

Nehmen Sie ein schönes, sauberes Glas. Frisch gefüllt, betrachten Sie einen kurzen Augenblick die ansprechende Farbe seines Inhaltes. Behalten Sie den ersten Schluck einen Moment im Mund. Analysieren Sie den Geschmack. Bewegen Sie den Urin ein paarmal hin und her und schicken Sie ihn dann erst auf die Reise in die Wunderwelt Ihres Körpers.

Einläufe

Der Darm, ein aktives, lebendiges Organ

Was für den unerfahrenen Laien wie ein lebloser Schlauch aussieht, ist in Wirklichkeit ein aktives, lebendiges Organ: der Darm. Er besteht aus vielen feinen Muskelschichten, die sich rhythmisch zusammenziehen und wieder dehnen. Auf diese Art wird der Inhalt, Gegessenes und Getrunkenes, kontinuierlich weitergeschoben und von den einzelnen Darmabschnitten in unterschiedlicher Form verarbeitet und aufgenommen.

Bakterien als friedliche Darmbewohner

Bakterien, die wir ja sonst nur als Krankheitserreger kennen, leben hier in friedlicher Eintracht miteinander. Sie schädigen oder belästigen den Darm nicht, sondern sind am reibungslosen Ablauf vieler lebenswichtiger Prozesse beteiligt.

Leben Sie gesund, wird dieses friedliche Miteinander normalerweise nicht gestört. Aber wer kann heute – auch wenn er die besten Absichten und Vorsätze hat –, noch gesund und naturgemäß leben?

Äußere Einflüsse stören die Darmflora

An erster Stelle sind es Antibiotika, Cortison, die Pille und Umweltgifte, häufig auch denaturierte Lebensmittel, die unsere gesunde Darmflora empfindlich stören.

Auch seelische Belastungen und Streß können hier Schäden anrichten.

Eine krankhafte Darmflora wird oft nicht erkannt

Diese sogannte Darmdysbiose, bei der die willkommenen, kooperativen Bakterien vernichtet wurden und Krankheitserreger an deren Stelle erscheinen, ist gar nicht so selten. Bei den Schulmedizinern ist das eine Krankheitsform, die manchen zwar bekannt ist, aber viel zu selten diagnostiziert wird und vor allem mit schulmedizinischen Mitteln nicht optimal zu behandeln ist.

Der Darm, eine nach innen gestülpte Haut

Wenn man sich den Darm genauer betrachtet, hat er viel Ähnlichkeit mit unserer äußeren Umhüllung. Er ist wie eine Haut, die in den Körper hineingestülpt wurde, nimmt Substanzen auf, gibt Stoffwechselprodukte ab und ist an den Aufgaben unseres Abwehrsystems beteiligt.

Bei dieser Ähnlichkeit ist es nicht verwunderlich, wenn die Eigenharntherapie, wie bei Hautproblemen, auch bei Darmkrankheiten eingesetzt wird.

Wirkungen des Urins im Darm

- Urin regt die Säfteproduktion der Schleimhäute an,
- aktiviert die Ausscheidung von Giften,
- hat einen günstigen Einfluß auf die Darmkeimbesiedelung,
- wirkt lindernd auf entzündliche Prozesse,

- unterstützt die Aktivität des Darms bei Trägheit und Verstopfung,
- hat einen regulierenden und aktivierenden Effekt auf den Organismus, da Harnbestandteile aufgenommen werden und über Lymphsystem und Blutbahn in den Körper gelangen. Diese Fähigkeit ist im Dünndarm stärker als im Dickdarm ausgeprägt.

Um den Urin im Darm an den Ort seiner erwünschten Wirkung zu bringen gibt es zwei Möglichkeiten: Trinken und Einläufe.

Viele Therapieformen geraten in Vergessenheit

Die Durchführung eines Einlaufs ist vielen Patienten nicht mehr bekannt. Tabletteneinnahme ist heute die häufigste und oft auch einzige Behandlungsform. Warum sollte man sich nach anderen Therapiemöglichkeiten umsehen, wenn Chemie viel schneller und anscheinend genausogut wirkt.

Die Krankengeschichte des Herrn K.

Herr K. war einer der Patienten, der blind auf Tabletten vertraute, und der eines Besseren belehrt wurde. Die Gefahren und Grenzen einer Antibiotikabehandlung mußte er am eigenen Leib verspüren. Linderung bekam er durch eine Behandlungsform, die in früheren Jahren nicht ungewöhnlich war: den Einlauf.

Wegen einer Mandelentzündung hat Herr K. von seinem Hausarzt Penicillin erhalten. Da die Beschwerden nach einer Woche noch nicht viel besser sind, wird die Behandlung um eine Woche verlängert. Danach sind die

Schmerzen beim Schlucken verschwunden. Aber so richtig wohl fühlt sich Herr K. nicht. Die Krankheit hat sich anscheinend vom Hals in den Bauchbereich verlagert. Der Stuhlgang wird unregelmäßig, ist mal weich, mal hart. Die Eingeweide fühlen sich schmerzhaft gebläht und rebellisch an.

Eine gründliche internistische Untersuchung ergibt normale Laborwerte und unauffällige Röntgenbefunde. Herr K. erhält ein Mittel gegen Blähungen und wird mit dem Kommentar entlassen: »Seien Sie doch froh, daß wir nichts Schlimmes gefunden haben.« Herr K. ist auch froh, aber er fühlt sich keineswegs gesund. Sein Bauch ist prall und hart wie eine Tonne. Er hat keinen Appetit. Essen ist kein Genuß mehr. Sein Darm wehrt sich gegen alles, was ihm angeboten wird. Die entblähenden Mittel zeigen keinerlei Wirkung.

Herr K. fühlt sich unglücklich, unzufrieden und vor allem nicht ernst genommen. Warum geht es ihm schlecht, obwohl angeblich alles in Ordnung ist? Hat der Arzt wirklich gründlich untersucht oder hat er ihm vielleicht nicht die Wahrheit gesagt?

In seiner Verzweiflung macht sich Herr K. auf die Suche. Wenn es die Schulmedizin nicht schafft, ihm zu helfen, muß er sich eben dort Hilfe suchen, wo die Medizin nicht nach den üblichen festgefahrenen Mustern abläuft.

So findet er einen naturheilkundlich arbeitenden Arzt, für den das Krankheitsbild des Patienten nicht ungewöhnlich ist. Er vermutet eine Dysbiose der Darmflora nach Penicillineinnahme. Seine Annahme wird durch eine mikrobiologische Untersuchung des Stuhls bestätigt. Die Laborbefunde ergeben eine krankhaft veränderte Darmflora, die durch eine Symbioselenkungsbehandlung behoben werden kann.

Symbioselenkung, die Wiederherstellung einer gesunden Darmflora

Dazu müssen als erstes die krankhaften, aggressiven Darmbakterien ausgerottet und der Darm gereinigt werden. Nach Vorbereitung eines entsprechenden Milieus können wieder sanfte, körperfreundliche Bakterien zugeführt und der ursprüngliche gesunde, harmonische Zustand wiederhergestellt werden.

Ein Teil dieser Behandlung besteht aus Einläufen mit Eigenharn. Herr K. findet diese Anwendungen anfangs sehr umständlich, bekommt dann aber mit der Zeit Routine.

Durchführung eines Eigenharneinlaufes

Alles was er braucht, legt er sich griffbereit zurecht:

- ein großes Tuch,
- den Irrigator. Das ist ein Einlaufgefäß, aus dem Urin über einen Schlauch in den Darm eingeleitet werden kann,
- und einen großen, etwa drei Liter fassenden Behälter, in dem die Harnmenge des gleichen Tages aufbewahrt wird.

Da die Urinmenge für mehrere Spülungen meist nicht ausreicht, fügt er warmes Wasser oder Kamillentee hinzu.

Nachdem alles vorbereitet und das Irrigatorgefäß etwa 30 Zentimeter über ihm an einem Haken hängt, legt er sich in Linksseitenlage auf das ausgebreitete Tuch. In kleinen Portionen läßt er den Urin in den Darm einlaufen, bis das Einlaufgefäß leer ist. In Rückenlage beginnt er jetzt, den Bauch vorsichtig mit kleinen kreisenden Bewegungen zu massieren. Anfangs gegen den Uhrzeiger-, dann im Uhrzeigersinn um den Bauchnabel herum. Meist tritt nach kurzer Zeit Stuhldrang auf. Er entleert den Darm und wiederholt den Einlauf zwei- bis dreimal. Für den Abschluß hat er sich etwa 50 ml Harn aufbewahrt, den füllt er nach der letzten Entleerung in den Darm und beläßt ihn dort.

Die Inhaltsstoffe dieses Bleibeeinlaufs können in aller Ruhe intensiv über die Schleimhäute aufgenommen werden.

Durch diese Kombination von normalem Einlauf mit Bleibeeinlauf ergänzen sich die örtliche und allgemeine Wirkung des Harns besonders gut.

Für Herrn K. sind diese Einläufe relativ zeitaufwendig, nicht zu vergleichen mit dem kurzen Augenblick, in dem man eine Tablette schlucken kann. Das alles nimmt er gern in Kauf, wenn er damit seine Lebenskraft wiederfindet und so froh, munter, beschwerdefrei und leistungsfähig wie vor seiner Krankheit wird.

»Homöopathische« Verarbeitung

Besondere Merkmale typischer Eigenharnpatienten

Es macht Spaß, mit mündigen Patienten zu arbeiten, die eigenverantwortlich etwas für ihre Gesundheit tun wollen. Diese Erfahrung ist für den Arzt eine angenehme Seite der Eigenharntherapie, die Befriedigung gibt und Erfüllung bringt.

Auch in der Eigenharntherapie kommen blinde Eiferer vor, die nichts anderes gelten lassen. Doch sie sind selten, denn eine sanfte Behandlungsform erfordert Geduld und Toleranz und ist deshalb nichts für starre, aggressive Charaktere.

Immer wieder aufs neue mache ich die schöne Erfahrung, daß Patienten, die intensiv mit der Eigenharntherapie leben, besonders angenehme Menschen sind.

Jeder Patient findet schlußendlich die Therapieform, die zu seinem Wesen paßt.

Und es sind oft interessante, weltoffene Menschen, mit denen sich gar nicht selten fesselnde Gespräche entwikkeln. Die fortschreitende Zeit und wartende Patienten sind dann völlig vergessen. Ein Patient, der auch in fachlichen Fragen für den Arzt ein Partner ist, kann manchmal ein Genuß sein.

Ich erinnere mich an ein Gespräch mit solch einem Patienten, der die Prinzipien der Homöopathie besser kannte als mancher Schulmediziner.

Verarbeitung des Urins im Sinne der Homöopathie?

Er fragte mich etwas scheinheilig: »Eigenharn wird auch in homöopathischer Form eingesetzt?«

Ich antwortete, ohne lange über die Frage nachzudenken: »Ja sicher, hauptsächlich bei Patienten, die den Ekel und Abscheu vor dem Urin nicht überwinden können. Manche haben auch Angst vor der Injektion. Und es gibt Anhänger der Homöopathie, die nach dieser Behandlungsform verlangen.« Aber das war es nicht, was mein Patient wissen wollte: »Setzen Sie den Urin wirklich als homöopathisches Mittel ein?« Jetzt klingelte es bei mir. Natürlich hatte mein Patient recht. Meine Antwort war nicht sehr differenziert gewesen. Die homöopathische Zubereitung von Urin ist keine Homöopathie im Sinne Hahnemanns, des Begründers dieser Therapieform.

Hahnemann hatte viele Stoffe an Gesunden getestet und beobachtet, welche Krankheitszeichen sie hervorriefen. So fand er unter anderem heraus, daß Belladonna, die Tollkirsche, plötzliche Rötung des Gesichts, allgemeine Überempfindlichkeit und Übererregbarkeit auslöste.

Setzte er nun Belladonna, verdünnt und verschüttelt, für Krankheiten ein, bei denen dieselben Symptome beobachtet wurden, konnte der Patient geheilt werden.

Welche Symptome ruft Urin bei einem gesunden Menschen hervor, wenn er ihn trinkt? Keine äußerlich sichtbaren. Also können wir ihn auch nicht als homöopathisches Mittel einsetzen. Mein Patient war völlig im Recht. Er hatte die Prinzipien der Homöopathie verstanden, die für viele ein Buch mit sieben Siegeln sind. Und ich wurde eindrücklich daran erinnert, einen Patienten nicht mit

Redensarten abzuspeisen, sondern ihn als ernstzunehmenden Partner anzusehen (auch wenn das manchmal mehr Zeit erfordert und Mühe macht).

Deshalb sollte es noch einmal für alle, die sich in diesem Metier auskennen, genau gesagt werden: Wir setzen Urin zwar nicht als homöopathisches Mittel im engeren Sinne ein, aber wir leihen uns doch die Werkzeuge der Homöopathie aus, wie Verdünnen und Verschütteln, um ihn in seiner Wirkung zu verändern. Die Ausscheidungsprodukte einer Krankheit, die sich im Urin wiederfinden werden mit homöopathischen Mitteln verändert und damit die Krankheit behandelt. So wie bei einem homöopathischen Mittel wirkt der homöopathisch veränderte Urin nicht mehr stofflich, sondern hat Signalwirkung. Er stimuliert die Lebenskraft und gibt Anstöße zur Heilung.

Die homöopathische Verarbeitung des Urins

Wie sieht solch eine homöopathische Verarbeitung des Urins in der Praxis aus?

Für den Kenner: wir gehen nach einem leicht veränderten Korsakoff-Verfahren vor.

Besorgen Sie sich mehrere Glasröhrchen, die mit Stopfen zu verschließen sind. Eine kleine Portion Morgenurin wird in eines dieser Gläschen gefüllt, Alkohol dazugegeben und durch den Stopfen verschlossen. Nachdem Sie das Röhrchen mit kurzen schnellen Bewegungen eine Minute lang gegen die Handfläche hin und her geschlagen haben, entleeren Sie die Flüssigkeit bis auf einen kleinen Bodensatz, füllen wieder Alkohol auf und beginnen erneut mit der Verschüttelung.

Das geht so lange, bis Sie bei Röhrchen sechs angelangt sind. Jetzt haben Sie einen genügend stark dynamisierten Urin, von dem Sie täglich 3 x 10 Tropfen nehmen.

Manche Patienten sind Fachleute auf dem Gebiet der Dynamisierung. Den Vorgang der Verschüttelung und Verdünnung wiederholen Sie 10 bis 20 mal oder noch häufiger und erhalten auf diese Art hohe Potenzen.

Bei akuten Krankheiten verwenden Sie niedrige, bei chronischen höhere Potenzen. Je höher die Potenz, um so weniger und seltener muß das Mittel eingenommen werden.

Spülungen

Eine Medikamentenflut überschwemmt uns

Die rote Liste ist eine gängige Sammlung allgemeingebräuchlicher Medikamente. Auf vielen Seiten finden sich etwa 7.500 Arzneimittel. Möchte der Arzt eine Nasennebenhöhlenentzündung behandeln, hat er die Wahl zwischen insgesamt 164 Präparaten. 164 Medikamente für eine einzige Erkrankung, das ist erstaunlich und stimmt gleichzeitig nachdenklich.

Eigenharn, ein Mittel für viele Krankheiten

Eigenharn steht nicht in dieser Liste, denn er ist kein Heilmittel mit dem die pharmazeutische Industrie Geschäfte machen könnte. Im Gegenteil, er ist schlecht für den Umsatz, weil er kostenlos und immer verfügbar ist.

Wenn wir Urin als Mittel bei bestimmten Erkrankungen einsetzen, brauchen wir nicht zwischen 164 Medikamenten zu wählen, sondern haben ein einziges Heilmittel mit unterschiedlichen und vielseitigen Wirkungsmöglichkeiten. Diese lindernden und heilenden Fähigkeiten kommen unterschiedlich stark zur Geltung, je nachdem, in welcher Form der Eigenharn verabreicht wird. Bei Spülungen sind es vor allem die desinfizierenden und regenerierenden Bestandteile, die zur Heilung am Ort der Anwendung beitragen. Bei Kontakt mit Haut und Schleimhäuten ist auch eine geringe allgemeine Wirkung zu erwarten, da die Inhaltsstoffe aufgenommen und über Lymphsystem und Blutbahn in den Körper gelangen.

Die Spülung, bekannt als älteste Form der Eigenharntherapie

Die Spülung mit Eigenharn ist die Anwendungsform, die unsere Vorfahren kannten und praktizierten. Bei vielen älteren Patienten, denen ich die Eigenharntherapie empfehle, erscheint plötzlich ein Lächeln auf dem Gesicht, wenn sie sich an ihre Kindheit erinnern. Da gab es immer wieder einmal eine Oma, die ihnen wegen ihrer Güte und Lebenserfahrung in guter Erinnerung geblieben ist. Und diese alte, weise Frau hatte den Kleinen bei Verletzungen und Wunden den freundlichen Rat gegeben: »Pinkel drüber Kindchen, dann wird es wieder gut!«

Seit damals wissen wir mehr über die Wirkungsweise des Eigenharns, aber die einfache, praktikable Form der Anwendung hat sich nicht geändert.

Tips für die Anwendung

Wir wissen heute auch, daß bei Spülungen älterer Urin durch seinen Gehalt an Ammoniak intensiver wirkt. Aber er enthält meistens auch Bakterien. Deshalb sollte man überall dort, wo es zu Infektionen kommen könnte, z. B. bei Wunden, nur frischen Urin verwenden.

Zuviel kann schaden

Manchmal zweifeln Patienten an der heilenden Wirkung des Urins, wenn sie einen wunden Babypopo in einer nassen Windel sehen.

Die Erklärung für diesen Zustand ist einfach. Jedes

Heilmittel kann Schaden anrichten, wenn es zu intensiv und in zu hoher Dosierung verabreicht wird. Urin hat eine heilende Wirkung auf die Haut, solange er nicht zu lange einwirkt. Bei einem Babypo, der ständig mit Urin befeuchtet ist, werden allmählich die schützenden Schichten abgebaut. Es entwickelt sich eine Entzündung der Haut. Die Ansiedlung von Bakterien verstärkt das Problem.

Deshalb sollten Sie darauf achten, nach Urinanwendungen den behandelten Bereich an der Luft gut trocknen zu lassen oder das Trocknen durch einen Fön zu unterstützen.

Maßnahmen vor der Anwendung

Einige Empfehlungen, die viele Patienten wichtig fanden, um den reibungslosen Ablauf der Anwendung zu gewährleisten:
- informieren Sie sich, welche Hilfsmittel Sie benötigen,
- bereiten Sie eine Anwendung gut vor und legen Sie die Hilfsmittel griffbereit,
- lassen Sie sich Zeit,
- wählen Sie eine günstige Umgebung, wo die jeweilige Anwendung gut und reibungslos durchzuführen ist.

Wundspülungen

Am besten heilt eine Wunde, wenn die Behandlung früh beginnt, bevor sich eine Infektion breit gemacht hat. Die Abheilung verläuft dann schneller und reibungsloser.

Der frische Urin wird direkt aus einem Behälter oder mit einer 10 ml Plastikspritze über die Wunde verteilt. Lassen Sie ihn zehn Minuten dort seine heilende Wirkung entfalten. Danach wird der Überstand mit einem sterilen Tupfer entfernt und der ganze Vorgang nochmals wiederholt. Zum Schluß legen Sie einen lockeren Verband an.

Wundspülungen führen Sie, wenn möglich, mehrmals am Tag bis zur völligen Heilung durch.

Nasenspülungen

Für diese Anwendungsform brauchen Sie einen nach oben offenen Behälter. Sie füllen ihn mit frischem Eigenharn, halten ein Nasenloch zu und ziehen den Urin durch die Nase hoch. Diese Spülung wird mehrmals hintereinander und im Verlauf eines Tages so oft wie möglich wiederholt.

Scheidenspülungen

Dazu benötigen Sie eine 50 ml Plastikspritze, die mit frischem Eigenharn gefüllt wird. Legen Sie sich in Rükkenlage auf ein großes Tuch und führen den Konus der Spritze vorsichtig ein.

Bei der Spülung läuft Urin nach außen und wird mit einem saugfähigen Baumwolltuch aufgefangen. Diese Eigenharnbehandlung wiederholen Sie mehrmals. Zum Schluß wird der Scheidenbereich mit einem weichen Tuch vorsichtig abgetupft und mit einem Fön nicht zu heiß getrocknet.

Ohrspülung

Hierfür besorgen Sie sich eine 10 ml Plastikspritze, füllen diese mit frischem Harn auf, legen sich auf die Seite und tropfen Urin in den Gehörgang.

Nach einer Einwirkzeit von fünf Minuten drehen Sie den Kopf und lassen die Flüssigkeit herauslaufen. Dasselbe kann mehrmals wiederholt werden. Zum Schluß sollten Sie den Gehörgang mit Watte verschließen.

Augenspülungen

Manche Eigenharntherapeuten empfehlen hier eine Augenwanne, die nach meiner Erfahrung jedoch nicht sehr praktisch ist. Es ist günstiger, frischen Eigenharn in einer kleinen Plastikspritze aufzuziehen und in den unteren Bindehautsack einzutropfen.

Anfangs spüren Sie ein kurzes Brennen, das normalweise schnell wieder verschwindet, bei empfindlichen Augen jedoch unangenehm ist. Verdünnen Sie dann den Urin mit Wasser. Mit zunehmender Besserung sollte der Wasserzusatz weniger werden.

Mundspülungen

Hier zeigt sich, wieweit Sie die Eigenharntherapie schon akzeptieren können. Bei den Mundspülungen hat der Urin einen langen und ausgiebigen Kontakt mit den Geschmacksnerven. Wenn Sie, so ganz nebenbei, ohne Abneigung und Widerwillen, die einzelnen Bestandteile des Urins geschmacklich analysieren können, dann haben Sie diese Therapieform voll angenommen.

Viele Patienten brauchen noch Hilfe, indem sie den Urin verdünnen oder mit Zusätzen geschmacklich verändern. Das sollte aber nur eine vorübergehende Notlösung sein. Unveränderter Urin wirkt rascher und intensiver.

Eigenharn ist ein kostengünstiges und immer verfügbares Heilmittel. Deshalb fangen Sie schon in der Frühe mit der Behandlung an. Nehmen Sie ein Weinglas und füllen es mit frischem Urin auf. Betrachten Sie es gegen das Licht und erfreuen Sie sich einen Augenblick an der schönen Farbe. Nehmen Sie dann einen Schluck und bewegen ihn langsam im Mund hin und her, besonders intensiv in Bereichen, die behandelt werden sollen. Das könnten Entzündungen der Mundschleimhaut, des Zahnfleisches, Aphten (feine Hautrisse) oder ein Herpes sein. Spucken Sie den Urin danach nicht wieder aus, sondern schlucken ihn herunter.

Auf diese Art erreichen Sie eine dreifache Wirkung: der Urin wirkt desinfizierend und heilend auf die erkrankten Schleimhäute. Einzelne Bestandteile werden unverändert über die Schleimhäute aufgenommen und lösen heilende Reaktionen im Körper aus. Der Rest kann aktivierend auf das Immunsystem des Dünndarms wirken.

Die Mundspülungen können Sie mehrmals am Tag durchführen, so wie sich Zeit und Möglichkeiten ergeben. Je häufiger die Anwendung, um so intensiver die heilende Wirkung.

Sublinguale Anwendung

Ein Fachausdruck, sogar in lateinischer Sprache, obwohl man es für einen Laien verständlicher sagen könnte? Die Übersetzung: Anwendung unter der Zunge, ist Ihnen wahrscheinlich genauso unklar und muß deshalb etwas ausführlicher besprochen werden.

Wenn Sie etwas essen oder trinken, wird dies durch Säfte des Mundes, Magens und Darms allmählich abgebaut und zerlegt. Die aufgenommenen Substanzen sind im Mund noch am geringsten verändert.

Deponieren Sie Urin unter der Zunge, wo die Schleimhaut besonders aufnahmefähig ist, so werden dort die Urinbestandteile in relativ unveränderter Form aufgenommen. Diese noch gut erhaltenen Substanzen können bei bestimmten Erkrankungen aktivierende und regulierende Prozesse im Körper auslösen. So erklärt man sich die günstige Wirkung bei Allergien und Abwehrstörungen.

Nehmen Sie also ein Schlückchen Urin in den Mund, lassen ihn eine Zeitlang in Ruhe am Mundboden einwirken bevor Sie ihn herunterschlucken.

Bei der weiteren Passage durch Magen und Darm werden die Harnbestandteile zwar weiter abgebaut, aber auch Bruchstücke von aktivierenden Substanzen können eine Heilwirkung im Abwehrsystem des Darms auslösen!

Gurgeln

Ähnlich wie bei den Mundspülungen und der sublingualen Anwendung ist diese Form nur für fortgeschrittene Eigenharnpatienten geeignet, die den Urin als Heilmittel voll akzeptiert haben.

Nehmen Sie eine kleine Portion Eigenharn in den Mund, gurgeln ausgiebig und schlucken ihn herunter.

Diese Form der Anwendung hat eine günstige Wirkung auf Entzündungen und Reizungen der Rachenschleimhaut.

Verwenden Sie nur frischen Urin, der ist immer verfügbar. Alter Urin würde zwar intensiver wirken, aber er ist oft mit Bakterien besiedelt und der hohe Ammoniakgehalt macht ihn ungenießbar.

4. Kapitel
Gedanken zur Wirkungsweise der Eigenharntherapie

Vertrauen hilft heilen

Während meines Jahresurlaubs bin ich gelegentlich in afrikanischen Ländern medizinisch tätig. Viele meiner Patienten wundern sich darüber. Die einen verstehen nicht, warum ich unter diesen primitiven Bedingungen arbeite. Die anderen sind voll des Lobes über solch einen selbstlosen Einsatz. Ich selbst sehe das etwas anders.

Die äußeren Bedingungen mögen zwar primitiv sein und ich arbeite ohne die Hilfsmittel der westlichen Zivilisation, aber bei näherem Kontakt mit den Einheimischen und ihren Heilern öffnet sich mir eine unbezahlbare Schatzkiste an naturmedizinischen Erkenntnissen.

Zum anderen ist es für einen Arzt eine aufregende Erfahrung, mit Menschen zu arbeiten, die noch nicht völlig von der Zivilisation überrannt sind. Denn diese Patienten verhalten sich anders als der übliche Mitteleuropäer.

Eine Arzt-Patienten-Beziehung wird hier von einem Element getragen, das dem Arzt hohe Befriedigung und dem Patienten Hilfe zur Heilung gibt: Das grenzenlose, kindliche Vertrauen. Meine afrikanischen Patienten haben meine Behandlung immer vertrauensvoll und dankbar akzeptiert und nie zweifelnd oder skeptisch hinterfragt.

Schwierige Patienten

Menschen unserer Breitengrade legen dieses kindliche Vertrauen schon in der frühen Jugend ab und ersetzen es durch kritische Distanziertheit. Der Arzt muß sich bei uns das Vertrauen erst erkämpfen. Mißtrauen und Skepsis gestalten die Behandlung leider aber schwieriger und verhindern oft einen ungestörten Heilverlauf.

Eine ungewöhnliche Patientin

Eine ungewöhnliche Ausnahme machte vor einigen Jahren eine ältere Dame, die sich wegen einer Nierenerkrankung in meiner Behandlung befand. Da sie sich mit einer Augenentzündung herumquälte, bot ich ihr einen Therapieversuch an, aber nur unter der Bedingung, daß sie nicht hinterfragte, sondern die Behandlung willig und vertrauensvoll annahm.

Meine Patientin sagte ohne Zögern zu. Sie erhielt täglich Eigenharnkompressen auf die Augenregion, mit dem Urin, den sie zur Untersuchung abgegeben hatte.

Durch diese Anwendungen verschwanden ihre Beschwerden in kurzer Zeit, so daß sie neugierig geworden fragte, welchem Heilmittel sie ihre Gesundung verdankte. Ich klärte sie auf. Die alte Dame war weder erschreckt noch empört. Sie sprach etwas aus, was mir unvergeßlich blieb, weil es ihr bewundernswertes, kindliches Vertrauen zeigte.

»Lieber Doktor! Sie hätten auch Kuhmist oder sonstwas nehmen können. Mich interessiert nicht, wie Sie es machen oder warum es wirkt, für mich ist es nur wichtig, daß es funktioniert! Mir geht es jetzt besser. Dafür bin ich dankbar.«

Skepsis und Mißtrauen bei »aufgeklärten Patienten«

Diese Patientin verdankt die Heilung ihrem bewundernswerten Vertrauen. Solch eine Einstellung ist heute ungewöhnlich. Normalerweise sind vor jeder neuen Therapie lange Erklärungen erforderlich, um Skepsis und Mißtrauen abzubauen. Manchmal wird dann mehr Zeit für die Aufklärung als für die eigentliche Behandlung aufgebracht.

Besonders schwierig gestaltet sich die Überzeugungsarbeit, wenn es sich um ein relativ unbekanntes Behandlungsverfahren wie die Eigenharntherapie handelt. Bei vielen Patienten sind lange umfangreiche Erläuterungen nötig, um sie wenigstens für diese Methode zu interessieren. Selten reicht das einfache Argument aus: es funktioniert. Die Erfahrung beweist es. Eigenharn heilt!

Kritiklosigkeit kann gefährlich sein

Der »aufgeklärte« moderne Mensch ist in seinem Verhalten jedoch oft gar nicht so aufgeklärt, wie er es sein möchte. Auf der einen Seite ist er skeptisch, wo Vertrauen hilfreich wäre. Auf der anderen Seite zeigt er manchmal eine unglaubliche Kritiklosigkeit, die gefährlich sein kann.

Das ist Ihnen sicherlich auch schon einmal passiert: Sie unterhalten sich mit Bekannten über einen Krankheitsfall. Sie erörtern Behandlungsmöglichkeiten und berichten über eigene Erfahrungen. Ein Gesprächspartner widerspricht allem und kann für seine Meinung einen Doktor oder sogar Professor anführen. Damit ist das Thema erledigt. Denn gegen solch einen Fachmann können wir Laien mit unserer Meinung nicht bestehen. Hinter diesen Titeln stecken schließlich Koryphäen. Je mehr Titel solch ein Mensch hat, um so glaubhafter wird er für uns.

Es ist kaum zu fassen, aber viele Patienten erwarten bei ihrem Arzt einen Doktortitel, sonst ist er nicht vertrauenswürdig. Werden diese Patienten jedoch von einem Privatdozenten oder sogar Professor behandelt, dann scheint der Glaube an deren Fähigkeiten grenzenlos.

Diese Titelhörigkeit ist gefährlich. Ich weiß, wovon ich spreche, da ich in einer Universitätsklinik gearbeitet habe. Der Blick hinter die Kulissen sieht manchmal erschreckend aus.

Wissenschaftler sind wahrscheinlich intelligenter und ehrgeiziger als der Durchschnittsbürger, aber sicherlich nicht ehrlicher oder aufrichtiger. Sie haben schon immer gefälscht und betrogen, können käuflich oder skrupellos sein. Unter diesem Blickpunkt muß man alles sehen, was sie sagen und veröffentlichen. Das trifft ganz besonders auf den medizinischen Bereich zu.

Umsatz, die Maxime der pharmazeutischen Industrie

Es gibt Untersuchungen über Medikamente, deren Ergebnisse schon von vornherein feststehen. Davon profitiert die Industrie. Sie kann ihr Produkt auf den Markt bringen und es anpreisen, da es von einer bekannten Kapazität getestet wurde. Davon profitiert der Wissenschaftler, der das Ergebnis geschönt hat, durch eine beträchtliche Geldsumme. Nur der vertrauensvolle Patient ist der Dumme. Oft ist es nicht nur Geld, das den Wissenschaftler verführt, die Unwahrheit zu sagen. – Manchmal auch Geltungssucht. Demut, Selbstkritik und Bescheidenheit, wichtige Eigenschaften eines guten Arztes, sind selten Charaktermerkmale eines Wissenschaftlers.

Die Eigenharntherapie stört das Geschäft

Diese Umstände sind auch der Grund, warum eine Universitätsklinik sich nie darauf einlassen würde, Wirksamkeit und Wirkungsweise der Eigenharntherapie wissenschaftlich zu untersuchen. Da gibt es keinen Industriezweig, der mit horrenden Summen solch eine Arbeit unterstützen würde. Im Gegenteil, die Eigenharntherapie stört das Geschäft. Der Patient würde unabhängig von Pillen und Tinkturen. Außerdem gäbe es keinen Professor, der es wagen würde, mit solch einem Thema sein Gesicht zu verlieren. Wer auf dem wissenschaftlichen Markt der Eitelkeiten im Gespräch bleiben will, darf sich keine Blöße geben!

Eigenharntherapie ist Erfahrungsmedizin

Für einen Arzt und Eigenharntherapeuten steht der Patient an erster Stelle und nicht die Wissenschaft. Deshalb gibt es für ihn keinen dringenden Grund, wissenschaftliche Untersuchungen nach den Regeln der sogenannten schulmedizinischen Elite durchzuführen. Der Eigenharntherapeut weiß aus vielen Krankheitsverläufen: Eigenharn kann heilen. Von dieser Erfahrung läßt er willige Patienten profitieren. Nicht eine wissenschaftliche Untersuchung, sondern der Erfolg gibt ihm recht.

Trotzdem haben wir als denkende Menschen das Bedürfnis, uns intellektuell mit einer Sache näher zu beschäftigen, die uns beeindruckt und von der wir überzeugt sind. In diesem Sinne sollten Sie auch die Gedanken zur Wirkungsweise der Eigenharntherapie sehen.

Werden wir aus Erfahrung klug?

»Aus Erfahrung wird man klug!« Dieser Satz ist wohl mehr Wunsch als Wirklichkeit. Würde er den Tatsachen entsprechen, gäbe es keine Kriege mehr, Politik hätte etwas mit Vernunft zu tun, Verkehrsunfälle wären eine Seltenheit, die Menschen lebten gesünder, Partnerschaften hätten Bestand – die Welt wäre ein Paradies.

Leider sieht die Wirklichkeit anders aus. Die Menschen können nicht sehen, was sich vor ihren Augen abspielt und nicht hören, was ihnen eindringlich gesagt wird. Akademiker sind da nicht besser als »Otto-Normalverbraucher«.

Ein Marsch durch die Wildnis

Während meiner Tätigkeit in Südafrika nahm ich jede Gelegenheit wahr, ohne die Segnungen und Zwänge der Zivilisation in freier und unberührter Natur zu leben. Mit einem erfahrenen Wildhüter und wenigen Begleitern machte ich mich deshalb ab und zu auf den Weg in die Wildnis.

Bei einem dieser Märsche wurde ich von zwei Kollegen begleitet. Unser Weg war nicht ungefährlich, da wir das Gebiet der schwarzen Nashörner durchqueren wollten. Diese Rhinozerosart ist etwas Besonderes, da sie einen Menschen ohne Vorwarnung angreift. Solch eine ungehemmte Angriffslust ist für wilde Tiere ungewöhnlich, die normalerweise flüchten, wenn sie die Krone der Schöpfung wittern und nur in Bedrängnis attackieren.

In Lebensgefahr

Wie befürchtet, wurden wir plötzlich von solch einem Ungetüm angegriffen. Das Tier raste mit unglaublicher Geschwindigkeit auf uns zu. Innerhalb weniger Sekunden hatte die gesamte Gruppe in wilder Hast einen nahegelegenen Baum erklettert. Das schnaubende Ungeheuer tobte unter uns seine Wut aus und verschwand glücklicherweise nach einiger Zeit.

Eine gefährliche Verletzung

Leider war unsere Flucht nicht ohne Verletzungen abgegangen. Es gab einige Prellungen und eine größere Rißwunde, die sich unser schwarzer Führer zugezogen hatte. Ich entfernte seine blutige, zerfetzte Hose und sah am Unterschenkel einen häßlichen Riß, der durch einen daumendicken Dorn verursacht worden war.

Wir Ärzte hatten genügend Erfahrung, um zu wissen, daß in einem tropischen Land unter unhygienischen Bedingungen solch eine Verletzung gefährlich war. Unbehandelt mußten wir hier eine heftige Infektion erwarten.

Eine Heilung durch Eigenharn

Wie bei Ärzten üblich, hatte jeder einen anderen Vorschlag, aber keiner hatte sich für solch eine Verletzung mit den entsprechenden Medikamenten eingedeckt. Also einigten wir uns darauf, sofort zurückzukehren.

Unser schwarzer Wildhüter hatte jedoch seine eigene Vorstellung. Er tränkte ein sauberes Taschentuch mit Urin, reinigte die Wunde und legte mehrmals am Tag Urinkompressen auf. Nach jeder Behandlung ließ er die Wunde in der Sonne trocknen.

Schulmediziner mit Scheuklappen

Meine Begleiter, die keine Erfahrung mit der Eigenharntherapie hatten, schauten sich die tägliche Prozedur kopfschüttelnd und skeptisch an. Fünf Tage später war die Wunde gut geschlossen und zeigte keine Zeichen einer Entzündung.

Diesen eindrucksvollen Heilverlauf konnten meine schulmedizinisch dressierten Kollegen nicht akzeptieren. Für sie war die Eigenharntherapie eine barbarische Heilmethode und typisch für die »Kaffernmedizin«. Die unkomplizierte, rasche Heilung war für sie purer Zufall. Da das, was sie gesehen hatten, nicht in ihr medizinisches Weltbild paßte, wurde es geleugnet, abgehakt und erfolgreich verdrängt.

Eigenharntherapie, die Heilmethode eines Naturvolkes

Meine Begleiter taten mir leid. Durch ihre einseitige wissenschaftliche Ausbildung und engstirnige schulmedizinische Orientierung liefen sie mit Scheuklappen durch die Welt. Sie hatten nicht den Mut und die innere Freiheit, das, was sie mit eigenen Augen gesehen hatten, anzunehmen. Die einmalige Gelegenheit, aus der jahrhundertealten Erfahrung eines Naturvolkes zu lernen, war verpaßt.

Beschränkte Mediziner

Diese Haltung ist bei Schulmedizinern nicht ungewöhnlich. Viele meiner Kollegen haben solch eine Einstellung. Erfahrungsmedizinische Therapien werden oft kommentarlos abgetan oder mit dummen Bemerkungen belegt. Das Dümmste, was ich bisher hörte, war das Argument: Harn ist schädlich, er enthält nur gefährliche Gifte und Abfallstoffe.

Diesen Ärzten muß man sagen, daß sie in ihrer Ausbildung nicht aufgepaßt und leider auch nichts dazugelernt haben.

Die Niere, ein vielseitiges eindrucksvolles Organ

Die Nieren sind keine Kloaken, die sich nur mit Abfall beschäftigen, sondern wichtige Regulationsorgane unseres Körpers mit hohem Sauerstoff- und Energieverbrauch und einer außergewöhnlich starken Durchblutung. Ihr Produkt, der Harn, ist nicht eine Giftbrühe, sondern ein Spiegelbild unserer Person und ein vielseitig verwendbares Heilmittel ohne schädliche Nebenwirkungen.

- Der Harn enthält wertvolle Substanzen, die nur ausgeschieden werden, damit eine bestimmte Menge im Blut nicht überschritten wird. Auf diese Art ist es möglich, den Wasser- und Salzhaushalt ausgeglichen zu halten.
- Im Harn erscheinen Substanzen, die als Träger für andere Stoffe dienen.
- Es werden chemische Verbindungen unterschiedlicher Art ausgeschieden, um Stoffwechselprozesse zu regulieren.
- Im Urin finden sich Abbauprodukte des Körpers, z. B. Endprodukte des Eiweißstoffwechsels.
- Säuren und Basen lassen sich im Harn nachweisen. Durch deren Ausscheidung wird mit erstaunlicher Präzision das Blut chemisch so eingestellt, daß es seine Aufgabe, den Sauerstofftransport, optimal erfüllen kann.
- Darüber hinaus lassen sich im Harn Spuren fast sämtlicher Stoffwechselprozesse nachweisen, die im Körper ablaufen,zusätzlich eine unglaubliche Zahl von Substanzen, mit denen der Organismus arbeitet oder auf die er reagiert.

Harnstoff ein Heilmittel

Nach dem Wasser macht Harnstoff den größten Anteil des Urins aus. Als ein Endprodukt des Eiweißstoffwechsels ist er völlig ungiftig, wenn er wie bei der Eigenharntherapie getrunken oder über die Haut eingerieben wird. Er ist eine erstaunliche Substanz mit vielen Heilwirkungen:

- Harnstoff wirkt entwässernd. Nehmen wir ihn wie bei der Eigenharntherapie zu uns, wird die Wasserausscheidung verstärkt; das kann helfen bei:
  - Einlagerung von Flüssigkeit im Gewebe durch ungenügenden Abfluß.
  - Erhöhtem Hirndruck.
  - Flüssigkeitseinlagerung durch Entzündung.
  - Erhöhtem Augeninnendruck.
- Harnstoff wirkt schleimlösend (z. B. bei Bronchitis).
- Seine antibakteriellen und desinfizierenden Qualitäten hemmen unter anderem das Wachstum von Viren und Bakterien in Wunden.
- Er wirkt juckreizlindernd, deshalb auch sein Einsatz bei juckenden Hautkrankheiten.
- Bei äußerlicher Anwendung ist er wasserbindend. Die Haut wird weich, glatt und geschmeidiger. Falten können verschwinden. Das fällt besonders bei der Altershaut auf. Linderung bringt er aber auch für Hautkrankheiten wie die Schuppenflechte und entzündliche Hauterkrankungen mit Juckreiz (Neurodermitis).
- Harnstoff unterstützt die Hautregeneration. Die Ablösung toter Zellen (Schuppen) wird beschleunigt.
- Übermäßige Verhornungen bilden sich zurück.
- Harnstoff verstärkt neben der Flüssigkeitseinlagerung

in die Haut auch die Aufnahme von Hormonen. Eine Art Gewebsverjüngung ist die Folge.

So wie auf die Haut wirkt Harnstoff auch auf die Schleimhäute (Augen, Nase, Mund, Scheide). Besonders wichtig ist seine heilende Wirkung im Bereich der Darmschleimhaut. Dadurch lassen sich Besserungen bei akuten und chronischen Darmerkrankungen erklären.

Ammoniak als Heilmittel?

Bis zu ein Gramm Ammoniak können wir täglich über den Harn ausscheiden. In altem Urin nimmt der Gehalt zu, da harnstoffspaltende Bakterien den Harnstoff in Ammoniak umformen. Daher auch der intensive Geruch von altem Urin.

Sie kennen Ammoniak wahrscheinlich als starkes Reinigungsmittel. In niedriger Dosierung hat es viele positive Auswirkungen auf den Organismus:

- Ammoniak dringt tief in die Haut ein, da es fettlöslich ist.
- Erhöht die Geschmeidigkeit der Haut.
- Neutralisiert den PH-Wert der Hautoberfläche, die Widerstandsfähigkeit wird dadurch erhöht.
- Steigert die Aufnahmefähigkeit für Wasser, die Hautspannung nimmt zu, die Faltenbildung ab.
- Unterdrückt das Wachstum bestimmter Bakterien und Viren.
- Aktiviert die Langerhanns-Zellen, die eine äußere Schutzbarriere der Haut für den Organismus bilden.

So läßt sich die gute Wirkung von Urin bei entzündlichen und allergischen Hautkrankheiten erklären. Zusätzlich wird jener Bereich der körpereigenen Abwehr aktiviert, der sich in der Haut befindet. Warum alter Urin bei Hautkrankheiten manchmal intensiver wirkt, läßt sich durch den erhöhten Ammoniakgehalt erklären.

Andere wichtige Harnbestandteile

Hormone sind Regulatoren von Stoffwechselprozessen. Sie werden über den Urin in unterschiedlicher Menge aber großer Vielfalt ausgeschieden, abhängig von Geschlecht, Alter, Tageszeit und Schwangerschaftsstadium. Bei Analysen findet man z. B. Hormone aus den männlichen und weiblichen Keimdrüsen, der Nebennierenrinde, dem Nebennierenmark, der Schilddrüse und dem Zwischenhirn.

Elektrolyte sind an den unterschiedlichsten Funktionen und dem Aufbau unseres Körpers beteiligt. Z. B. Schwefel, Fluor, Kalium, Natrium, Calcium, Kochsalz.

Vitamine, lebenswichtige Nahrungsbestandteile, können im Harn nachgewiesen werden.

Ebenso:

Aminosäuren, Eiweißbausteine, wie z. B. Glyzin, Histidin, Lysin.

Antigene sind körperfremde Substanzen, auf die der gesunde Organismus mit seiner Abwehr reagiert.

Antikörper sind Eiweißsubstanzen, die der Organismus zur Abwehr körperfremder Stoffe produziert.

Proteine sind Eiweißstoffe mit unterschiedlichen Aufgaben, z. B. Albumine, Transferrine, Globuline.

Dies ist nur eine kleine Auswahl einer Vielfalt von Substanzen, die im Urin gefunden werden können. Zum Teil erklären sie die heilende Wirkung des Harns auf eine Vielzahl von Krankheiten. Eine andere mögliche Erklärung zur Wirkungsweise der Eigenharntherapie ist die erstaunliche Fähigkeit des Urins, in einen Organismus regulierend einzugreifen.

Die Eigenharntherapie, eine Regulationstherapie

Die Eigenharntherapie ist auch eine Regulationstherapie! Diese Aussage ist für den erfahrenen Eigenharntherapeuten klar, eindeutig und durch viele Erfolge zu belegen. Ein Laie kann sich darunter aber wenig vorstellen. In Ihrem Bekanntenkreis haben sie sicherlich irgend jemanden, der unter Heuschnupfen leidet. Auch ein Laie kann am Beispiel dieser lästigen und unangenehmen Krankheit die einfache und klare Wirkungsweise einer Regulationstherapie erkennen.

Der Mensch und seine Zellen müssen lernen

Wenn ein neuer Erdenbürger auf diese Welt kommt, ist er ein kleines Wunder, aber noch nicht voll entwikkelt und unreif. Er muß wachsen, gedeihen und vor allem Erfahrungen sammeln

Das trifft auf den gesamten Menschen, aber auch die kleinste Zelle zu. Diese für unsere Augen unsichtbaren Zellen haben ungeahnte Fähigkeiten. In ihnen laufen komplizierte Stoffwechselprozesse ab, von denen unsere Gesundheit und unser Wohlbefinden abhängen. Eine dieser unzähligen Abläufe, die unser Überleben sichern, ist die Fähigkeit, auf Fremdkörper zu reagieren, die in unseren Organismus eindringen. Wenn z. B. ein Krankheitserreger den Weg in unseren Körper findet, müssen die Zellen unseres Abwehrsystems (Immunsystem) ihn erkennen und vernichten. Sonst würde er sich ausbreiten und könnte uns schweren Schaden zufügen. Diese lebenswichtige Fähigkeit ist uns aber nicht angeboren und von der Natur gegeben, sondern unser Abwehrsystem muß sie sich erst erwerben. Das geht nur mit Training und harter Arbeit!

Unser Abwehrsystem lernt

In den ersten Lebensjahren kommt unser Körper mit vielen fremden Stoffen in Kontakt: Staub wird eingeatmet, Bakterien und Viren finden ihren Weg über Öffnungen in das Körperinnere, die unterschiedlichsten Substanzen werden mit der Nahrung aufgenommen und verschluckt. Unser Abwehrsystem lernt all diese Stoffe kennen. Es untersucht und analysiert sie. Dabei merkt es, ob sie körperfremd oder -eigen sind und erfährt, ob sie den Organismus schädigen oder sich freundlich verhalten. Tausende von Informationen werden dabei gewonnen, gespeichert und an den gesamten Organismus weitergegeben.

Übung macht den Meister

Je häufiger unser Immunsystem diese Abläufe übt, je mehr es gefordert wird, je intensiver es trainiert, um so schneller, besser und genauer reagiert es, wenn z. B. ein Krankheitserreger in den Körper eindringt. Denn den kennt es schon von früher und weiß: der gehört nicht hierher und hat schon einmal Ärger gemacht.

Doch einen Fremdkörper richtig zu erkennen und einzuordnen, reicht nicht aus. Wenn er schädlich ist, muß er auch schnell und wirkungsvoll bekämpft werden. All diese Abläufe müssen geübt werden, damit sie perfekt sind. Nur Übung macht den Meister.

Gesundheit durch ein intaktes Immunsystem

Wenn das alles funktioniert und optimal abläuft, dann sind wir gesund und reagieren schnell, intensiv und richtig auf Belastungen, die von außen kommen und uns bedrohen. Unser Immunsystem sorgt dafür, daß wir gesund bleiben.

Falsche Reaktionen der körpereigenen Abwehr

Nicht alle Menschen sind so vollkommen, und unglücklicherweise gibt es einige arme, geplagte Zeitgenossen unter uns, deren Immunsystem zwar auch einen eingedrungenen Fremdling erkennt, ihn aber als gefährlich einstuft, obwohl er dem Körper noch nie geschadet hat. Zu solchen ungefährlichen Fremdlingen gehören Pollen.

Eine gesunde Reaktion auf Pollen

Stellen sie sich eine blühende, sonnenbeschienene Sommerwiese vor. Die warme Luft ist voller Düfte, aber auch voller Pollen, die sich von Gräsern und Blüten lösen. Ein Wanderer mit gesundem Immunsystem durchquert diese Pracht. Pollen setzen sich an seinen Nasenschleimhäuten fest und werden eingeatmet. Er spürt nichts Besonderes. Sein Abwehrsystem weiß aus Erfahrung: die eingedrungenen Fremdlinge stören und belasten den Organismus nicht. Also bleibt es ruhig und reagiert nicht. Dieser glückliche Mensch kann unbeschadet, gelöst und voller Freude die wunderschöne Sommerwiese genießen: den schweren Duft der unzähligen Blumen, das sanfte Wiegen der Gräser im Wind.

Eine krankhafte Reaktion auf Pollen

Seinem bedauernswerten Begleiter geht es nicht so gut. Dessen Immunsystem erkennt die körperfremden Pollen ebenfalls. Aber es reagiert ganz anders und völlig unerwartet. So, als wären gefährliche Viren oder Bakterien im Anmarsch, schrillen die Warnsignale. Das Immunsystem wird aktiviert, weiße Blutkörperchen erscheinen in Massen, umlagern die Fremdlinge und überschütten sie mit großen Mengen von Abwehrstoffen. Diese Substanzen könnten Krankheitserreger vernichten. Leider haben sie auch unangenehme Nebenwirkungen und lösen Krankheitssymptome aus. Das merkt unser bedauernswerter Wanderer, während er die Wiese durchquert. Zuerst ist da ein leichtes Jucken in der Nase, dann beginnen die Augen zu tränen, die Nase läuft, das Gesicht rötet sich und schwillt an. Husten und Niesen wollen nicht enden. Es ist eine Qual!

Warum Allergie auf Pollen

Wahrscheinlich fragen Sie sich: warum muß dieser arme Mensch so leiden. Warum reagiert sein Immunsystem so hektisch und übertrieben auf die harmlosen Pollen? Um es gleich vorweg zu sagen: wie so vieles in der Medizin ist auch das nicht eindeutig erforscht. Es gibt Erklärungsversuche, aber die sind umstritten. Streß,

Umweltbelastung, Veranlagung, seelische Probleme haben möglicherweise einen störenden Einfluß auf unser Immunsystem, das dann so unkontrolliert und falsch reagiert.

Hilfe durch die Schulmedizin?

Wenn jemand so leidet, muß ihm geholfen werden. Die moderne Medizin bietet hier leider sehr unvollkommene Hilfe, denn sie kuriert nur an den Symptomen herum. Sie kann die Beschwerden des Heuschnupfenpatienten lindern, aber kommt nicht an die Ursache heran. Cortison dämpft zwar die übertriebene Reaktion des Immunsystems, aber es wirkt nur so lange, wie es eingenommen wird und hat bei längerer Verabreichung unangenehme Nebenwirkungen.

Die Eigenharntherapie wirkt an der Wurzel

Ganz anders die Eigenharntherapie, ihre Wirkung tritt zwar erst mit Verzögerung auf, aber sie wirkt dort, wo das Problem ist: am übertrieben hektisch reagierenden Immunsystem.

Eigenharn beeinflußt das Immunsystem

Körperfremde Substanzen, die in unseren Organismus eindringen, werden auch über den Urin ausgeschieden, entweder unverändert oder in Bruchstücken. So z. B. auch Pollen oder Bestandteile davon.

Die Partikel, die im Urin nur in winzigen Mengen vorhanden sind, werden dem Körper wieder angeboten:

durch Einreibungen über die Haut, durch Mundspülungen über die Schleimhaut, durch Trinken über den Darm, durch Injektionen über das Gewebe. Das Immunsystem kann dann in Ruhe diese Fremdsubstanzen abtasten, sie analysieren und einordnen. Es lernt dann mit der Zeit, richtig darauf zu reagieren.

Der Vorgang ist so ähnlich wie bei der Desensibilisierung der schulmedizinischen Allergologen, jedoch ohne gefährliche Nebenwirkungen. Die eben beschriebenen Mechanismen können die guten Erfolge der Eigenharntherapie bei Heuschnupfen und Allergien erklären.

Fallbeispiel: Ein anfälliger Patient

Es ist einer dieser naßkalten Herbsttage. Trotz der warmen Kleidung frösteln Sie auf dem Weg zur Arbeit. Den ganzen Morgen arbeiten Sie hart, aber werden das Gefühl der Kälte nicht los. Und dann dieser rücksichtslose Kollege! Er hustet und niest Sie ungeniert an. Gegen Mittag spüren Sie: es hat Sie wieder einmal erwischt. Seit zwei Jahren haut sie die kleinste Unterkühlung um, eine Erkältung jagt die andere. Sie haben sich noch nicht richtig von der letzten erholt, und schon liegen Sie wieder flach. Im Laufe der nächsten Stunden spüren Sie ein leichtes Kratzen im Hals, ein dezenter Druck ist über der Nasenwurzel spürbar. Dann geht es ganz rasch: die Glieder beginnen zu schmerzen, der Kopf scheint zu zerspringen, die Augen drücken in den Höhlen, ein bellender Husten quält Sie, und die Haut fühlt sich heiß und feucht an. Ein Virusinfekt breitet sich aus. Sie sind verzweifelt, warum muß es gerade immer Sie erwischen.

Ein schwaches Immunsystem

Die Erklärung finden Sie bei ihrem Immunsystem. Im Laufe des Tages sind Viren über Nase und Mund in ihren Körper eingedrungen, Ihre Abwehr verhält sich zurückhaltend. Vielleicht ist sie mangelhaft trainiert, vielleicht zu schwach ausgebildet oder durch Giftstoffe belastet. Die Krankheitserreger haben jedenfalls genügend Zeit sich zu vermehren, auszubreiten und Ihren Organismus zu belästigen und zu schädigen. Deshalb fühlen Sie sich auch so schwach, lustlos und krank.

Schulmedizinische Behandlungsversuche einer Virusinfektion

Gegen solch eine Viruserkrankung setzt die Schulmedizin Medikamente ein, die Ihre Beschwerden lindern sollen. Kopfschmerzen werden erträglicher, das Fieber gesenkt. Das ist zwar erst einmal eine Erleichterung, hilft Ihnen aber nicht, mit dem Problem fertig zu werden. Dieses Problem ist offensichtlich: Ihre körpereigene Abwehr wird nicht mit den Krankheitserregern fertig, die den Körper überschwemmen. Deshalb auch die häufigen Rückfälle.

Eigenharn, ein natürliches Heilmittel

Anders die Eigenharntherapie. Ihr Wirkprinzip ist ähnlich wie bei einer Impfung. Hier werden abgetötete Krankheitserreger gespritzt, um das Immunsystem zu aktivieren und zu trainieren. Im Gegensatz zur Impfung werden hier aber keine chemischen Manipulationen durchgeführt. Der Urin wird als ein reines Naturprodukt verwendet.

Eigenharn aktiviert das Immunsystem

Die winzigen Mengen von Viren oder Bruchstücke davon, die im Urin ausgeschieden werden, sind exakt die Erreger, die Ihren Körper belasten. Werden sie Ihrem Körper in diesen geringen Mengen zugeführt, lernt Ihr Immunsystem sich allmählich zu wehren.

Die aktivierenden Inhaltsstoffe des Harns können dem Organismus auf verschiedenen Wegen zugeführt werden: über die Haut mit Einreibungen – über die Schleimhäute mit Mund- oder Vaginalspülungen – über den Darm beim Harntrinken – über das Gewebe durch Injektionen. Die einzelnen Schritte, die bei solch einer Immunaktivierung ablaufen, sind noch nicht völlig erforscht. Aus dem Darmbereich sind jedoch Einzelheiten bekannt.

Ein Immunsystem im Dünndarm

Im Dünndarm sind Areale lokalisiert, die bereits früher den Ärzten aufgefallen waren: die sogannten Peyerschen Plaques. Unsere Vorfahren sahen zwar diese auffälligen Bezirke, wußten aber nicht, was sie bedeuteten. Heute ist klar, daß die Peyerschen Plaques mit speziellen Aufgaben des körpereigenen Abwehrsystems betraut sind und Zellen mit den unterschiedlichsten Aufgaben enthalten.

Die Abwehr wird organisiert

Trinken Sie Ihren Urin, dann kommt er irgendwann in diese Bereiche. Die außenliegenden sogenannten M-Zellen kontrollieren die Inhaltsstoffe der vorbeifließenden Flüssigkeit. Krankheitserreger oder Bruchstücke davon werden festgehalten, durch die Darmwand transportiert und an andere Zellen weitergegeben. Diese untersuchen und analysieren den Fremdling und bilden dann Stoffe, mit denen der Eindringling unschädlich gemacht wird. Haben die Zellen Erfolg, wird diese Information an den gesamten Organismus weitergegeben. Alle anderen Zellen des Abwehrsystems sind dann informiert. Taucht der gleiche oder ein ähnlicher Erreger wieder auf, wird er schnell und erfolgreich mit den erprobten Maßnahmen unschädlich gemacht.

Die Eigenharntherapeuten sagen dann: der Patient hat eine wirksame und kräftige Immunabwehr aufgebaut.

Die Wissenschaft erklärt nicht alles

Die bisherigen Erklärungsversuche zur Wirksamkeit der Eigenharntherapie bewegen sich auf naturwissenschaftlichem Boden. Häufig sieht ein erfahrener Eigenharntherapeut jedoch Veränderungen bei seinen Patienten, die sich nicht durch wissenschaftlich darstellbare Stoffwechselprozesse erklären lassen.

Eigenharntherapie läßt Menschen reifen

Menschen, in deren Leben die Eigenharntherapie fest integriert ist und die diese Behandlungsform nicht nur als lästige und belastende Heilmethode sehen, machen häufig eine erstaunliche körperliche, seelische und charakterliche Entwicklung durch.

Da sind erst einmal die Hürden unserer Erziehung und sozialen Normen. Wir haben gelernt, Urin ist eine ekelerregende Substanz. Wollen wir solch eine Flüssigkeit unvoreingenommen ohne Vorbehalte und Bedenken trinken, müssen wir an uns selbst arbeiten und uns charakterlich entwickeln.

Die positive Entwicklung einer Patientin

Diesen Entwicklungsprozeß hat einmal eine meiner Patientinnen eindrucksvoll geschildert:

»Seit ich meinen Urin trinken kann, traue ich mir alles zu. Früher war ich eine graue Maus: ängstlich, schüchtern, passiv und von meiner Krankheit geplagt. Die Eingenharntherapie hat mich positiv verändert. Ich weiß, daß ich mich über Normen hinwegsetzen kann, das hat mich unabhängig und selbstbewußt gemacht. Es ist eine wunderbare Erfahrung zu wissen: in mir selbst stecken Kräfte, mit denen ich mein Asthma beeinflussen kann. Eine Krankheit, die früher nur mit starken, belastenden Medikamenten zu ertragen war.

Die Eigenharntherapie hat mir die Augen für meinen Körper geöffnet, der ein einzigartiges Wunder ist. Seit ich das weiß, sehe ich mich anders. Ich kann mich jetzt selbst akzeptieren und deshalb auch meine Mitmenschen, die ich früher gemieden habe. Für diese neuen, befreienden Gefühle und Einsichten bin ich dankbar.

Neben anderem habe ich durch die Eigenharntherapie etwas gelernt, was mir früher in meiner Unsicherheit schwerfiel: Geduld, Geduld mit mir, meiner Krankheit, mit anderen Menschen. Im Vergleich zu früher bin ich glücklicher, reifer und weniger krankheitsanfällig geworden. Das Leben ist für mich jetzt lebenswerter.«

Eigenharntherapie wirkt über die Psyche

Diese Patientin ist typisch für jemanden, der die Eigenharntherapie voll akzeptiert und verinnerlicht hat. Sie ist ein Mensch, der sich weiterentwickelt hat. Durch ihre ausgeglichene Gemütsverfassung ist sie darüber hinaus weniger anfällig für sogenannte psychosomatische Krankheiten, Erkrankungen, die über seelische Belastungen zu organischen Problemen werden können.

Eigenharntherapie verändert den Menschen

Es ist erstaunlich, wie sich Menschen, die mit der Eigenharntherapie leben, in vielen Bereichen verändern. Sie werden gesünder, ausgeglichener, zufriedener, ruhiger, toleranter, dankbarer, positiver, anspruchsloser und – schöner.

5. Kapitel
Wichtige Anwendungsbereiche der Eigenharntherapie

Die Eigenharntherapie als Krankheitsvorbeugung und aufbauende Maßnahme

Leider gibt es noch kein omnipotentes Allheilmittel für unsere gesundheitlichen Probleme. Jede wirksame Behandlungsmethode hat Schwerpunkte, bei denen sie optimal eingesetzt werden kann und Bereiche, wo sie weniger gut wirkt. Der erfahrene Therapeut kennt diese Stärken und Schwächen, Vor- und Nachteile, gewünschte Heilwirkungen und unerwünschte Nebeneffekte und ganz besonders auch ihre Grenzen.

Diese Aussage trifft natürlich auch auf die Eigenharntherapie zu.

Krankheitsvorbeugung erfordert Mitarbeit des Patienten

Nierensteine können schreckliche Schmerzen auslösen. Für den gequälten Patienten ist es tröstlich zu wissen, daß er die Neubildung bestimmter Steine durch einfache Maßnahmen verhindern kann. Trotzdem sehe ich immer wieder dieselben Kranken, die mit kaum zu ertragenden, kolikartigen Schmerzen meine Hilfe brauchen. Diese erneute Qual wäre nicht nötig gewesen, wenn sie sich an meine Empfehlungen gehalten hätten.

Krankheit und Schmerzen können uns reifen lassen. In diesen dunklen Phasen unseres Lebens erleben wir, wie wichtig Gesundheit und Wohlbefinden sind. Aber nur wenige Menschen lernen daraus und sind bereit, aktiv etwas zur Erhaltung ihrer Gesundheit zu tun. Viele halten sich an die guten Vorsätze, solange Not und Pein noch frisch im Gedächtnis sind. So, wie die Erinnerung verblaßt, relativieren sich die Schrecken der Krankheit und das Leben geht im alten Trott weiter.

Die heilende Wirkung des Harns braucht Zeit

Für diese Menschen ist die Eigenharntherapie keine optimale Behandlungsform, da sie am besten regulierend und aktivierend in einem Körper wirkt, der noch Reaktionskräfte hat.

Die Eigenharntherapie ist eine sanfte Behandlungsmethode, deren Auswirkungen auf den Organismus Zeit brauchen. Sie kann keine Kolik beseitigen, aber durchaus die Steinbildung verhindern, die die Kolik auslöst.

Deshalb beginnen Sie am besten mit der Eigenharntherapie in einer Phase, in der Sie noch nicht durch die Krankheit geschwächt sind: als vorbeugende Maßnahme – zur Erhaltung der Gesundheit – zur Aktivierung von Schwachstellen – zur Regulierung von Prozessen, die aus dem Ruder zu laufen beginnen und zur Unterstützung von Körperregionen, denen Abnutzung droht.

Die Erfahrungen von August F., wie nachfolgend geschildert, sind ein Beispiel für die vorbeugende und aufbauende Wirkung der Eigenharntherapie.

Krankengeschichte von August F.

Herr F., von Beruf Postbote, ein freundlicher, zuvorkommender Mensch, ist bei jedem Wetter mit seinem Fahrrad unterwegs. Viele Bekannte beneiden ihn um seine Tätigkeit. Intensive Bewegung ohne Streß an frischer Luft – das können sich die meisten nur am Wochenende leisten. – Für Herrn F. sind diese anscheinend so günstigen Arbeitsbedingungen jedoch alles andere als gut.

In seiner Kindheit war er über viele Jahre Bettnässer gewesen, und in den Jahren danach kamen neben den Blasenbeschwerden noch Schwierigkeiten mit der Vorsteherdrüse (Prostata) hinzu. Besonders in der kalten Jahreszeit spürt er diese schwachen und empfindlichen Organe.

Sein Leiden beginnt dann regelmäßig mit einer leichten Reizung und einem unangenehmen Gefühl, als ob sich die Blase nicht entleeren würde. Mit der Zeit steigert sich diese lästige Empfindung zu einem starken, andauernden Harndrang. Deshalb kennt Herr F. auch alle öffentlichen Toiletten der Stadt, an denen er häufig anhält, um die Blase zu entleeren. Doch die geringen Mengen, die er dabei zu Tage fördert, sind enttäuschend. Das alles belastet den Mann.

Seine Leiden sind damit aber noch lange nicht beendet. Oft folgt ein schmerzhaftes Brennen beim Wasserlassen. Die Harnröhre fühlt sich an, als würde ein Nagel hindurchgezogen.

Hilfe durch Antibiotika?

In dieser quälenden Phase hat Herr F. immer schnelle Hilfe durch seinen Hausarzt bekommen. Antibiotika, hochdosiert über zwei Wochen eingenommen, beseitigen seine Beschwerden in der Regel völlig.

Antibiotika und ihre Auswirkungen

Nun könnte der Patient ja eigentlich zufrieden sein. Aber es sind einige unangenehme Dinge aufgetreten, die ihn beunruhigen. Nach jeder Behandlung hat er Darmprobleme. Durchfälle wechseln mit Verstopfung ab und ein unangenehmes Gefühl im gesamten Bauchbereich stört das Allgemeinbefinden. Die Antibiotika, die so wirkungsvoll die Krankheitserreger abtöten, beseitigen leider genauso wirksam wichtige Bakterien, die für einen gesunden Darm erforderlich sind und viele lebensnotwendige Funktionen erfüllen müssen. Mit der Zeit verschwinden die Beschwerden zwar wieder, die Regenerationskräfte des Darms sind anscheinend noch ausreichend genug, aber die Abstände der Prostata- und Blaseninfektionen werden immer kürzer. Antibiotika müssen häufiger und in ansteigender Dosierung eingenommen werden. Herr F. hat den Eindruck, daß seine körpereigenen Abwehrkräfte durch diese brutale Behandlung immer schwächer werden.

Die Schulmedizin fährt eingleisig

Sein Arzt zuckt bei diesen Bedenken die Schulter. Etwas anderes als Antibiotika hat er nicht zu bieten. »Die medikamentöse Behandlung hat Ihnen doch geholfen! Früher, als man Infektionen nur mit Kräutern therapieren konnte, sind gar nicht so selten Männer an eitrigen Prostataentzündungen gestorben. Die Antibiotika sind sicherlich mit ein Grund für unsere ansteigende Lebenserwartung«, ist sein Kommentar.

Eigenharntherapie als Alternative?

Herr F. gibt sich jedoch nicht zufrieden. Er findet nach einigem Suchen einen Eigenharntherapeuten, der die Abwehrkräfte durch Eigenharninjektionen mobilisiert. Danach fühlt er sich belastbarer und der Zeitpunkt bis zur nächsten Infektion wird deutlich hinausgeschoben. Aber der Rückfall kommt, trotz Eigenharninjektionen. Die übliche Prozedur beginnt von neuem: Antibiotika über 14 Tage. Danach Darmprobleme und schlechtes Allgemeinbefinden.

Herr F. hat den Eindruck, die Eigenharninjektionen aktivieren seinen Körper nur für eine bestimmte Zeit. Dann nehmen die von außen kommenden, belastenden Bedingungen überhand. Das immer schwächer werdende Immunsystem verliert den Kampf. Der nächste Rückfall ist wieder da.

Ein wichtiger Grundsatz der Eigenharntherapie

Nachdem Herr F. das einige Male mitgemacht hat, wird ihm ein wichtiges Prinzip klar: die Eigenharntherapie muß begonnen werden, bevor die Krankheit ausbricht, als vorbeugende und aufbauende Maßnahme. Manchmal reicht es aus, dann zu beginnen, wenn die ersten leichten Krankheitszeichen erkennbar sind. Im akuten Zustand der Beschwerden kommt eine Behandlung mit Eigenharn fast immer zu spät.

Herr F. macht jetzt einen wichtigen Schritt, vor dem er sich bisher gescheut hat. Er beginnt eine konsequente Eigenharntherapie durch tägliches Harntrinken, dazwischen werden Phasen eingeschaltet, in denen er zusätzlich fastet.

Konsequentes Handeln wird belohnt

Der engagierte konsequente Einsatz wird auch bald belohnt. Die Abwehrkräfte nehmen zu, die Infektanfälligkeit läßt nach, die Prostata bleibt ruhig. Herr F. hat auf diesem sehr steinigen Weg eine wichtige Erfahrung gemacht:

Eigenharntherapie wirkt dann am Besten, wenn sie vorbeugend und aufbauend eingesetzt wird, und zwar als Dauermaßnahme.

Seit Herr F. das weiß, gehört regelmäßiges Eigenharntrinken zu seinem Leben.

Die Eigenharntherapie in Kombination mit anderen Behandlungsverfahren

Für jede Behandlungsmethode gibt es Krankheiten, bei denen sie gut wirkt und Bereiche, wo die heilende Wirkung geringer ist. Für einen Therapeuten ist es deshalb logisch, Verfahren gemeinsam einzusetzen, die sich ergänzen oder sogar kombinieren, um einen optimalen Effekt zu erreichen.

Lassen wir einmal die Eigenharntherapie außer acht, dann könnte solch eine kombinierte Behandlung folgendermaßen aussehen:

Neurodermitis:
- Ernährungsumstellung
- Symbioselenkung
- Orthomolukelartherapie
- Akupunktur

Schlafstörungen:
- Bachblütentherapie
- Autogenes Training

Rheumatische Beschwerden:
- Akupunktur
- Eigenblut
- Heilfasten
- Ozon
- Organtherapie

Als ein Beispiel für die Kombination der Eigenharntherapie mit anderen Behandlungsverfahren nachfolgender Krankheitsbericht eines meiner Patienten.

Bericht über die Erkrankung des Pflegers A. K.

Auch Ärzte und medizinisches Personal werden nicht von schlimmen Leiden verschont. Als Patienten unterscheiden sie sich, trotz ihres medizinischen Wissens und ihrer Krankheitserfahrung, nicht von einem normalen Kranken. Es ist ein Unterschied, ob man eine Erkrankung aus Büchern kennt, sie aus dem Mitleiden mit seinen Patienten heraus erlebt hat, oder am eigenen Leib durchstehen muß. So sind Ärzte oft schwierige Kranke: ungeduldig, klagend, unzufrieden, auffahrend, unleidlich, vorwurfsvoll und passiv. Oder sie akzeptieren ihr Leiden als eine Herausforderung und Möglichkeit zur Weiterentwicklung, sind mutig und leidensfähig.

Zu dieser letzten Gruppe gehört mein ehemaliger Pfleger K., ein athletisch gebauter, immer fröhlicher, junger, dunkelhäutiger Südafrikaner aus dem Stamm der Zulus.

K. kam eines Tages etwas bedrückt in meine Sprechstunde und zeigte mir eine knotige Verhärtung an seinem Hoden. Die Diagnose Krebs war bei der Lokalisation und Art des Gewächses sofort klar. Leider fanden sich bei den weiteren Untersuchungen bereits Tochtergeschwülste im Bereich der Beckenlymphknoten. Die Operation wurde deshalb ohne Verzögerung angesetzt und der kranke Hoden entfernt. Eine anschließende intensive Bestrahlung sollte die Tochtergeschwülste beseitigen.

Unter dieser Behandlung verfiel der athletische, junge Mann zusehends. Er klagte über Übelkeit, Brechreiz und häufige Infekte, ertrug sein Leiden jedoch mit stoischer Gelassenheit.

Eines Tages, während einer Nachuntersuchung, hatte ich das Gefühl, K. wollte mir etwas sagen und ich ermunterte ihn deshalb zu sprechen. Nach kurzem Zögern schüttete er mir dann sein Herz aus. Nachdem er sich noch einmal für alles bedankt hatte, was für ihn getan worden war, rückte er endlich mit seinem Problem heraus: »Seien Sie mir nicht böse. Vor einigen Tagen war ich bei unserem Whitch-Doktor, der hat mir, neben anderem, eine Eigenharnbehandlung empfohlen. Was meinen Sie dazu?«

Da ich damals bereits die Schulmedizin kritisch hinterfragte und die zum Teil erstaunlichen Erfolge der Naturmedizin miterlebt hatte, ermunterte ich meinen Pfleger, alles zu tun, was ihm weiterhelfen konnte.

Das, was für einen Laien unglaublich und nicht begreiflich ist, trat ein.

Während der Eigenharntherapie erholte sich K. zusehends. Aussehen und Appetit besserten sich und er wurde trotz der belastenden Behandlung allmählich optimistischer und leistungsfähiger.

Heute arbeitet er wieder als Pfleger in einem anderen Krankenhaus, hat geheiratet und inzwischen vier Kinder.

Eigenharntherapie als Alternative nach einem erfolglosen Behandlungsversuch

Die Medizin muß auf den einzelnen Patienten eingehen

Je länger ich mich mit der Heilkunde beschäftige, um so deutlicher und eindrucksvoller erkenne ich, wie unterschiedlich uns die Natur ausgestattet hat. Jeder Mensch ist ein einzigartiges Wesen, völlig anders als sein Nachbar. Das macht die Medizin auch so schwierig. Es gibt hier zwar Gesetze und Erfahrungen, an die man sich halten kann, aber sie müssen für jeden Patienten aufs neue kritisch überprüft werden.

Je individueller eine Behandlungsform auf den Patienten eingeht, um so wirkungsvoller ist sie, aber auch um so schwieriger zu handhaben.

Das macht auch den Qualitätsunterschied zwischen einer schulmedizinischen und einer homöopathischen Behandlung aus.

Ein Schulmediziner gibt, mit nur leichten Einschränkungen für dieselbe Krankheit, allen Patienten das gleiche Medikament.

In der Homöopathie wird das Heilmittel nicht nach der Krankheit, sondern den individuellen Krankheitssymptomen des einzelnen Patienten gefunden. Das ist eine schwierige Arbeit.

Bei Mißerfolgen nach Alternativen suchen

Wenn trotz aller Anstrengungen und Mühen eine Behandlung aus irgendwelchen Gründen erfolglos ist, dann muß man rechtzeitig den Mut haben und auf eine Alternativbehandlung umstellen. Diese Entscheidung sollte jedoch der Patient niemals allein, sondern immer gemeinsam mit seinem Arzt oder Therapeuten treffen. Lesen sie dazu den Bericht über den Krankheitsverlauf der Frau L.

Die Krankengeschichte der Frau L.

Frau L. ist eine junge, gutaussehende, ehrgeizige und erfolgreiche Bankangestellte. Sie hat sich feste Ziele gesetzt, die sie strebsam verfolgt. Ihr Lebenslauf ist sorgfältig vorgeplant, geradlinig und überschaubar. Krankheiten waren bisher für sie kein Problem. Bei Beschwerden erwartet sie von ihrem Arzt sofortige Hilfe mit starken und schnell wirkenden Medikamenten. Arbeitsunfähigkeit wegen Krankheit kann sie sich nicht leisten.

Bis zu einem kalten Tag im April war auch alles nach diesem Schema verlaufen.

Es ist ein ungemütlicher, windiger und regnerischer Morgen, an dem so einiges schiefgeht. Auf dem Weg zur Arbeit bleibt ihr Wagen einige hundert Meter vor der Bank stehen und springt auch nach mehreren Anlaßversuchen nicht wieder an. Notgedrungen macht sich die junge Frau zu Fuß auf den Weg. Ein leichter Nieselregen läßt sie unbehaglich erschauern. Sie friert bitterlich in ihrer dünnen Kleidung. Schuhe und Strümpfe sind nach wenigen Augenblicken durchnäßt.

In der Bank wird sie bereits erwartet und mit Problemen überhäuft. Die nassen Füße sind im Augenblick unwichtig. Der Streß läßt sie die Feuchtigkeit und Kälte vergessen. Nachmittags bemerkt sie ein unangenehmes Kratzen im Hals. Am Abend stellt sich ein bellender Husten ein. Die Glieder sind schwer und schmerzen. Die junge Frau geht mit Schüttelfrost zu Bett.

Am nächsten Morgen ist sie unfähig, aufzustehen. Der Arzt verschreibt auf ihr Drängen hin, wie üblich, starke Antibiotika. Das Fieber sinkt. Sie fühlt sich nicht wohl, geht aber am nächsten Morgen wieder zur Arbeit. So schleppt sie sich einige Tage hin. Dann, nach einer vorübergehenden Besserung, treten die gleichen Beschwerden wie zu Beginn auf. Das Fieber steigt auf über 39 Grad C. Der Arzt verordnet wieder Antibiotika. Auch dieses Mal sinkt das Fieber rasch und sie stürzt sich erneut in die Arbeit.

Aber jetzt ist es nicht mehr so wie früher. Die kleinste Belastung, der geringste Luftzug, die winzigste Unterkühlung lösen bei ihr Infektionen aus. Dieser Zustand ist für Körper und Seele unerträglich. Die Arbeit läßt sich nur mit größter Anstrengung erledigen. Der fröhliche Optimismus ist verschwunden. Sie wagt es nicht, irgendwelche Pläne zu machen, da ihr mit Sicherheit ein Rückfall dazwischenkommt. Sie nimmt Unmengen von Medikamenten und fühlt: die Antibiotikabehandlung ist unbefriedigend und im ganzen gesehen erfolglos.

In dieser deprimierenden Phase ist sie zu allem bereit, um aus dem lähmenden gesundheitlichen Tief herauszukommen.

Vielleicht haben Sie auch schon einmal diese Erfahrung gemacht: Sie sind unzufrieden mit einer Behandlung. Die

Beschwerden bessern sich nicht, und, was noch schlimmer ist, Sie werden als psychisch krank abgestempelt. Dann, eines Tages, vielleicht durch Zufall, vielleicht nach langem Suchen, geraten Sie an einen Arzt, der genau der richtige für Ihre Krankheit ist und der Ihr Problem nach kurzer Zeit löst.

Die gleiche Erfahrung macht unsere junge Bankangestellte. Ihr neuer Arzt ist gleichzeitig Eigenharntherapeut, was sie zuerst skeptisch macht.

Der fordert von ihr eine völlige Lebensumstellung. Antibiotika werden als erstes gestrichen. Eine richtige Ernährung, ausreichende Bewegung, optimale Atmung und Sauerstoffaufnahme sind wichtige Bestandteile seiner Behandlung. Eigenharntrinken und Fasten sollen ihre Abwehrkräfte stärken.

Anfangs hat sie ihre Zweifel. Aber nach einigen Wochen spürt sie eine deutliche Besserung. Die Infekte werden seltener und verlaufen schwächer, bis sie gänzlich verschwinden.

Heute fühlt sie sich genauso gesund wie vor der Krankheit. Aber sie ist zufriedener. Sie hat ihr Leben gründlich verändert und aus der Krankheit gelernt.

Mit Hilfe der Eigenharntherapie konnte sie aus einer Behandlung aussteigen, die unbefriedigend, belastend und erfolglos war. Unter fachkundiger Leitung hat sie eine wirksame Behandlungsform gefunden, die besser zu ihrem Leiden paßte.

Eigenharntherapie als alleinige Behandlung

Eine menschenfreundliche sanfte Heilmethode

Die Eigenharntherapie ist eine patientenfreundliche Behandlungsform. Sie macht den Kranken unabhängig vom Behandler. Alle Anwendungsarten, außer der Injektion, kann der Laie selbst durchführen: wann, wo und soviel er will. Der normale Eigenharn ist ein ungiftiges, natürliches Heilmittel ohne die bekannten schädlichen Nebenwirkungen starker Pharmaka. Deshalb kann der Anwender auch keine gravierenden Fehler machen.

Die Selbständigkeit wird unterstützt

Die Eigenharntherapie motiviert den Patienten, der am Heilungsvorgang aktiv teilnimmt. Deshalb höre ich häufig: »Es ist ein befriedigendes Gefühl, selbst etwas tun zu können. Ich fühle mich jetzt mehr für meine Gesundheit verantwortlich.«

Grenzen der Selbständigkeit

Die Eigenharntherapie kann aber auch leider zu einer unkritischen Selbständigkeit verführen. Patienten konsultieren dann keinen Arzt oder Eigenharntherapeuten mehr, wenn sich irgendwelche körperlichen Veränderungen einstellen.

Hier beginnt das Problem!

Woher soll ein Laie wissen, ob leichte Beschwerden nicht Vorboten für eine schwere Krankheit sind:

- geringe Verdauungsbeschwerden, erste Anzeichen für einen bösartigen Darmtumor,
- ein dezenter Harndrang, Vorbote für Gewächse in der Blase,
- die leicht umschriebene Rötung der Schleimhaut, eine Vorstufe für Krebs.

Deshalb sollte die Eigenharntherapie unkontrolliert nur kurzfristig bei leichten Beschwerden angewandt werden. Ansonsten ist es immer ratsam, sich einem erfahrenen Arzt oder Eigenharntherapeuten anzuvertrauen.

Die Krankengeschichte des Herrn S.

Herr S., ein grauhaariger Witwer mittleren Alters, ist Besitzer eines kleinen Ladengeschäftes. Seine Frau hat er vor einigen Jahren durch eine schwere Krankheit verloren. Das war für ihn ein harter Schlag. Vor allem, weil er meinte, die Ärzte hätten nicht alles getan, um seine Frau zu retten. Anfangs wollte er juristische Schritte einleiten, resignierte dann aber. Seit dieser Zeit hat er nie wieder eine Arztpraxis betreten.

Selbst ist der Mann

Kleine Erkrankungen und Wehwehchen behandelt er selbst. Eine beachtliche Sammlung naturheilkundlicher Bücher hilft ihm dabei. Ab und zu probiert er auch Tips aus, die er von seinen Kunden bekommt. Erst neulich hat er eine faszinierende Information erhalten. Ein etwa gleichaltriger Bekannter, der sehr unter seiner Vorsteherdrüse leidet, hat ihm unter vorgehaltener Hand gebeichtet, er würde Eigenharn trinken und, oh Wunder, seine Beschwerden seien deutlich besser geworden.

Eigenharntherapie auf eigene Faust

Für Herrn S. ist das eine aufregende, faszinierende Offenbarung, denn seit etwa einem halben Jahr bemerkt er selbst auch deutliche Veränderungen bei der Blasenentleerung. Der Harnstrahl ist schwach und zum Teil tröpfelnd. Das häufige Wasserlassen während des Tages stört bei der Arbeit. Nachts verbringt Herr S. fast mehr Zeit auf der Toilette als im Bett. Deshalb bereitet das Eigenharntrinken nach kurzer Eingewöhnung auch keine Schwierigkeiten. Die Angst vor dem Arzt und einer möglichen Operation ist stärker, als der Ekel vor dem Urin. Voller Freude bemerkt er anfangs eine leichte Besserung.

Eigenharntherapie ohne Wirkung?

Diese Besserung hält jedoch nur kurz vor. Die Beschwerden nehmen jetzt, im Gegenteil, rasch zu, bis eines Nachts, nach einer leichten Unterkühlung, überhaupt kein Urin mehr kommt, obwohl Herr S. verzweifelt drückt und preßt. Voller Angst sieht er seinen Unterbauch anschwellen. Kann die Blase etwa platzen? Können die Nieren ihren Dienst versagen? Zu diesen ängstlichen Fragen kommen die Schmerzen, die ihn quälen. Unruhig läuft er durch die Wohnung, Schweiß tritt auf die

Stirn. Wieder der Gang zur Toilette. Noch ein Versuch, aber alles umsonst. Kein Tropfen entleert sich. Dann, als die Schmerzen unerträglich werden, greift Herr S. zum Telefonhörer und ruft den Krankenwagen an.

Folgen einer unkritischen Selbstbehandlung

Die Fahrt zum Krankenhaus wird dann noch einmal eine Höllenqual, aber er bekommt schnelle Hilfe. Ein Plastikröhrchen wird über die Harnröhre in die Blase eingeführt und mehr als zwei Liter Harn entleeren sich ungehindert nach außen. Herr S. ist erleichtert und dankbar. Doch seine Qualen sind noch nicht vorbei, denn die jetzt folgenden Untersuchungen ergeben einen erschütternden Befund: die Prostata ist bösartig. Der Krebs ist bereits so weit fortgeschritten, daß eine Heilung nicht mehr möglich ist.

Bei Krankheiten den Fachmann konsultieren

Für Herrn S. bricht die Welt zusammen und er bereut jetzt tief, daß er sich nicht einem Arzt oder Therapeuten anvertraut hat, sondern sich nach eigenem Gefühl behandelt hat, ohne genügendes Wissen und ohne ausreichende Erfahrung.

Wie sich eine Krankheit entwickelt, kann ein Laie nicht abschätzen. Er kennt nicht die üblichen Verläufe, Zusammenhänge und Hintergründe. Die Eigenharntherapie ist eine Methode mit guten Erfolgen, aber sie hat auch ihre Grenzen. Deshalb ist es wichtig, bei Beschwerden, die zunehmen oder längere Zeit bestehen, vor oder während der Eigenharntherapie, einen erfahrenen Arzt oder Therapeuten zu befragen. Unabhängigkeit und Selbständigkeit in der Eigenharntherapie sind positiv und erwünscht, es darf jedoch keine wertvolle Zeit durch fehlende fachmännische Beratung verlorengehen.

Die Eigenharntherapie bei akuten Erkrankungen

Die Eigenharntherapie ist eine Behandlungsform, die regulierend und aktivierend in Stoffwechselprozesse eingreifen kann. Es sind sanfte Anstöße, die hierbei gegeben werden und es braucht Zeit, bis Auswirkungen und Heilerfolge erkennbar sind.

Durch diesen Wirkmechanismus erklärbar, bewährt sie sich deshalb weniger bei akuten Krankheiten, sondern eher bei chronischen Verlaufsformen.

Das plötzliche Verschwinden von Krankheitssymptomen, innerhalb von Sekunden, das sogenannte Sekundenphänomen, wie es bei der Neuraltherapie bekannt ist, habe ich bei Eigenharninjektionen noch nie gesehen.

Trotzdem kann die Eigenharntherapie auch bei akuten Erkrankungen eingesetzt werden. Dabei handelt es sich jedoch meistens um akute Erkrankungen von Haut- oder Schleimhäuten. Die Inhaltsstoffe des Harns dringen bei äußerlicher Anwendung rasch in die Hautschichten ein und beeinflussen den Heilverlauf in diesem Bereich günstig.

Die Krankengeschichte der Frau C.

Der Frühsommer mit seiner Blütenpracht und das satte Grün üppig sprießender Gräser sind für viele Menschen eine schöne Zeit. Nicht so für Frau C. Wenn der Wind Blütenpollen und Gräsersamen über das Land weht, beginnt sie zu leiden. Die Augen sind dann rot und geschwollen, sie jucken und brennen. Die Nase läuft, der Kopf brummt.

Zu dieser Qual kommen die hämischen Kommentare ihrer Arbeitskollegen, die bei ihrem Anblick wild durchzechte Nächte vermuten.

Während ihrer jährlichen Heuschnupfenzeit macht sich regelmäßig auch eine Neurodermitis bemerkbar. Diese entzündliche, unangenehm juckende Hautkrankheit beschränkt sich zwar auf die Ellenbeuge, ist aber nur schwer zu ertragen. Sie kratzt sich oft blutig, um durch den Schmerz den Juckreiz für kurze Zeit zu übertönen.

Während Frau C. leidet, muß die ganze Familie mitleiden. Die junge Frau wird ungeduldig, aggressiv und launisch, bis sie schließlich zum Hautarzt geht, der ihr Cortison zum Einnehmen und Auftragen verordnet. Damit lassen sich die akuten Krankheitszeichen eindämmen.

Frau C. fühlt sich unter dieser Behandlung jedoch nicht wohl, da sie sieht, wie die Haut unter fortgesetzter Cortisonbehandlung leidet.

Nach intensiven Gesprächen mit Bekannten und Leidensgenossen, nach langem Suchen in medizinischen Zeitschriften und Broschüren, hört sie zufällig etwas über die Heilerfolge der Eigenharntherapie. Sie findet diese Behandlungsmethode ungewöhnlich, wird von ihr aber gefühlsmäßig angezogen.

Eigenharntherapie für alle Beschwerden?

Als sich ihre Krankheitssymptome im Frühsommer wieder plötzlich und dramatisch einstellen, beginnt sie sofort hoffnungsvoll und optimistisch mit der Eigenharnbehandlung. Morgendliches Urintrinken soll den

Heuschnupfen beseitigen, häufige Urinkompressen die Neurodermitis lindern. Sie führt die Anwendungen sorgfältig und gewissenhaft durch, der Verlauf ist jedoch unbefriedigend. Erstaunlich gut verhält sich diesmal die Neurodermitis. Rötung, Schuppung und Juckreiz sind nur minimal vorhanden. Die Haut bleibt relativ glatt und geschmeidig. Die Urinkompressen sind angenehm.

Eine Besserung des Heuschnupfens ist jedoch leider nicht zu erkennen. Sie quält sich wie üblich und muß wieder die unsensiblen Kommentare ihrer Kollegen hören. Nach einer Woche greift sie enttäuscht zum Cortison.

Ihre Einstellung zur Eigenharntherapie, die geholfen und doch nicht geholfen hat, wird zwiespältig. Aber sie ist trotzdem fasziniert von dieser Behandlungsmethode, die mit einem natürlichen Medium arbeitet und ihr so viel Unabhängigkeit gibt.

Eigenharntherapie mit Anleitung

Deshalb vertraut sie sich einem Eigenharntherapeuten an. Während der den Behandlungsverlauf überwacht, Empfehlungen gibt, falls nötig eingreift, die Behandlung intensiviert oder abbricht, werden ihr allmählich die Grundlagen der Eigenharntherapie klar.

Einige Erkenntnisse zur Eigenharntherapie

Sie erfährt, wie Eigenharn durch seine Inhaltsstoffe heilend auf Haut und Schleimhäute wirken kann und deshalb bei akuten Erkrankungen, Verletzungen, Verbrennungen und Insektenstichen in diesem Bereich eingesetzt wird.

Sie hört etwas über die anregenden, regulierenden und harmonisierenden Auswirkungen des Eigenharns auf Prozesse, die sich in ihrem Körper abspielen. Abläufe, die genügend Zeit zur Entwicklung einer heilenden Wirkung brauchen.

Und sie lernt, die Eigenharntherapie schon in Phasen relativer Gesundheit einzusetzen, um Krankheiten vorzubeugen oder deren Verlauf abzuschwächen.

Eigenharntherapie bei chronischen Krankheiten

Schwerpunkte für die Eigenharntherapie

Chronische Krankheiten sind das Hauptanwendungsgebiet für die Eigenharntherapie. Chronische, über längere Zeit verlaufende Leiden, können geheilt, gebessert oder günstig beeinflußt werden. Dazu gehören z. B. Asthma, Allergien, Infektanfälligkeiten, Hautekzeme, chronische Entzündungen, Altershaut, Heuschnupfen, Arthritis, Hämorrhoiden, chronische Hautgeschwüre und anderes.

Tips zur Eigenharnanwendung

Wollen Sie eine gute und tiefgreifende Wirkung erzielen, müssen einige Voraussetzungen erfüllt sein:

- regelmäßige, intensive Anwendungen sind wichtig,
- die richtige Anwendungsform für die entsprechende Krankheit muß gefunden werden,
- viel Geduld ist erforderlich, da die heilende Wirkung erst mit Verzögerung eintritt,
- Sie sollten sich mit einem Eigenharntherapeuten abstimmen, um von seiner Erfahrung zu profitieren,
- es müssen ausreichende Reaktionskräfte des Organismus vorhanden sein.

Die Eigenharntherapie braucht einen Nährboden, um sich zu entfalten

Dieser letzte Punkt ist schwierig abzuschätzen. Ein Organismus kann durch eine schwere, zehrende Krankheit völlig ausgebrannt oder durch starke Medikamente überlastet und geschwächt sein. Er hat keine Kräfte mehr, die durch den Eigenharn aktiviert werden können.

Die Eigenharntherapie ist dann wie eine kleine schwache Flamme, die sich nicht entfalten kann und ausgeht, da kein Brennmaterial mehr vorhanden ist. Bis solch ein Zustand erreicht ist, dauert es zum Teil viele Jahre.

Deshalb sind die Menschen zu beneiden, die noch in Phasen relativer Gesundheit, zur rechten Zeit, etwas für ihre Gesundheit tun.

Bei ihnen kann das kleine Flämmchen Eigenharn zu einem großen, lodernden Feuer werden und eine heilende, reinigende Energie entwickeln.

Die chronischen Krankheiten der Frau S.

Haben Sie in ihrer Bekanntschaft auch diesen ungewöhnlichen Ausnahmemenschen, der ein Ausbund an Gesundheit ist, obwohl er alles macht, was man nicht tun sollte, und alles meidet, was gesund ist?

Vielleicht kennen Sie auch solch einen armen, bedauernswerten Pechvogel, der nur einmal in seinem Leben so richtig über die Stränge schlägt und dafür mit langer Krankheit und Leiden bestraft wird.

Möglicherweise gehören Sie selbst zu einer dritten Gruppe von Menschen, die immer vorbildlich und gesund gelebt haben, bei denen die Ernährung vollwertig und ausgewogen ist, Bewegung und richtiges Atmen ein wesentlicher Bestandteil des Lebens sind, Arbeit und Entspannung harmonisch wechseln, und Sie trotzdem von Krankheiten heimgesucht werden, so als ob Ihnen das Pech in die Wiege gelegt wurde.

Zu dieser letzten bedauernswerten Gruppe gehört auch Frau S., eine grauhaarige, übergewichtige, blasse Endfünfzigerin.

Sie erinnert sich voller Wehmut an ihre Jugend, als sie noch die meiste Zeit mit sportlichen Aktivitäten zugebracht hat. Schon mit 18 Jahren überfallen sie, wie aus dem Nichts, schwere quälende Asthmaanfälle. Häufige Zustände von Luftnot und Übelkeit zwingen sie schließlich, ihren geliebten Sport aufzugeben.

Bereits mit 32 Jahren stellen sich erste Zeichen eines rasch fortschreitenden Rheumas ein. Die quälenden Schmerzen sind nur mit starken Medikamenten einigermaßen erträglich.

Mit 45 Jahren kommt eine Zuckerkrankheit hinzu, möglicherweise Folge der häufigen Cortisoneinnahme.

Ihre Krankheiten beschäftigen sie jetzt den ganzen Tag. 21 Tabletten müssen über 24 Stunden verteilt eingenommen, der Blutzucker bestimmt, Insulin gespritzt und mehrere kleine Mahlzeiten eingenommen werden. Die kleinste körperliche Belastung bringt sie außer Atem, deshalb sind häufige Ruhephasen erforderlich. Zeiten ohne Schmerzen kennt sie schon lange nicht mehr. Die Kontakte zu ihren Mitmenschen hat sie inzwischen abgebrochen. Da ist nur der Hausarzt als seltener Gesprächspartner. Er kommt unregelmäßig und ist immer in Eile.

Sieht man sich alte Fotoalben an, glaubt man nicht, daß

diese von Krankheiten gezeichnete, verhärmte Frau einmal ein junges, fröhliches und sportliches Mädchen war.

Trotz dieser deprimierenden Leidensgeschichte hat sich Frau S. einen kleinen Rest Hoffnung und Optimismus bewahrt. So stößt sie auch eines Tages auf die Eigenharntherapie, von der sie sich viel verspricht.

Hoffnung auf die Wirkungen der Eigenharntherapie

So diszipliniert wie sie bisher mit ihren Krankheiten umgegangen ist, so konsequent und ausdauernd wendet sie jetzt die Eigenharntherapie an. Aber der Verlauf ist nicht so, wie gewünscht. Eine Urintrinkkur kombiniert mit Fasten muß sie schnell wieder abbrechen, da ihre Zuckerkrankheit entgleist. Sie schwebt dabei kurzzeitig in Lebensgefahr. Auch der Versuch, einen Teil der Medikamente abzusetzen, schlägt fehl. Relativ gute Erfolge hat sie mit ihren Unterschenkelgeschwüren, die sich durch Bandagen und regelmäßig angelegte Urinkompressen deutlich bessern.

Frau S. ist durch ihre Krankheiten Geduld gewöhnt, deshalb gibt sie nicht auf. Schließlich findet sie auch einen Eigenharntherapeuten, dem sie sich anvertraut.

Grenzen der Eigenharntherapie

Der Arzt untersucht seine neue Patientin gründlich und schüttelt dann nachdenklich den Kopf. Er hat nicht viel Hoffnung. Aus Erfahrung weiß er: was der Organismus nicht mehr selbst heilt, kann auch kein Arzt heilen. Frau S. kommt zu spät. Dieser Patientin kann die Eigenharntherapie nur sehr begrenzt helfen. Langer Krankheitsverlauf und immer höhere Medikamentendosierungen haben die Eigeninitiative und Regenerationsfähigkeit ihres Körpers erlöschen lassen. Die Reserven sind erschöpft, die Körperfunktionen werden nur noch mit Müh' und Not durch Tabletten aufrechterhalten. Es gibt fast nichts mehr, wo die Eigenharntherapie angreifen könnte. Die kleine Flamme, ein Sinnbild für die Eigenharntherapie, findet zu wenig Nahrung und muß schließlich wirkungslos verlöschen.

6. Kapitel
Unterstützende Maßnahmen bei der Eigenharntherapie

Krankheit als Chance zu einem neuen, gesunden Leben

Für Herrn F. war der Herzinfarkt ein dramatischer Einschnitt in seinem Leben gewesen. Sein Arzt hatte ihm zwar unaufhörlich gesagt: »Sie müssen gesünder leben!« Aber so etwas ist leicht gesagt. Wie kann man auf seine Gesundheit achten, wenn man gebraucht und unablässig gefordert wird.

Herr F. hatte sich in seiner Firma zielstrebig hochgearbeitet. Mit 45 bekam er Prokura, sein Chef konnte sich auf ihn verlassen. In seiner Position war er kein normaler Arbeitnehmer. Er mußte da sein, wenn er gebraucht wurde. Und das war fast immer. Ohne ihn lief nichts. Man sah ihn als ersten kommen und meistens als letzten in der Nacht gehen.

Manchmal gab es Augenblicke, in denen sein Leben im Zeitraffertempo vor ihm abrollte. Da wurde ihm klar, daß etwas schief lief. Es gab zuviele negative Faktoren, die seine Gesundheit belasteten: Streß, Schlafmangel, Reizüberflutung, Nikotin, schlechte Luft, Bewegungsmangel, zuviel Essen, vollgestopft mit wertlosen und belastenden Stoffen.

Aber, wie sollte man das ändern?

Er war, wie andere auch, in Bindungen und Verpflichtungen gefangen, aus denen er als verantwortungsvoller Arbeitnehmer und Familienvater nicht so einfach ausbrechen konnte. Leider ist es uns nicht vergönnt, wie ein naturverbundener Eingeborener in einem heilen Paradies zu leben.

Für einen kurzen Augenblick sah er sich im Lendenschurz mit einer Banane in der Hand am Strand sitzen und nichts tun. Dann bemerkte er seine dünnen Beine, den dicken hervorquellenden Bauch und die beginnende Glatze. Erschreckt verdrängte er dieses Bild schnell wieder.

Nach einem besonders hektischen Tag wachte er nachts mit vernichtend starkem, krampfartigem Stechen in der Brust auf. In seinem Innern gab es fast keinen Platz mehr für diesen unsäglichen Schmerz, der ihn immer mehr ausfüllte und mit unbändiger Gewalt zerreißen wollte.

Eine panische Angst floß wie eine zähe Flüssigkeit aus jeder Zelle seines Körpers, überschwemmte ihn, drückte die Luft ab und begrub ihn wie eine dunkle riesengroße Masse unter sich.

Am Rande seines Bewußtseins bewegten sich Schatten von Menschen. Da war der Krankenwagen, Gänge und Flure, helle Lichter. Dann wurde es dunkel und er fühlte sich leicht und glücklich. Danach war nichts mehr.

Als sich die barmherzige Finsternis allmählich wieder erhellte, kamen auch die Schmerzen zurück. Sie waren jetzt dumpfer und weiter entfernt. Er sah sich an ein Bett gefesselt, von medizinischen Geräten umgeben, unter einem Gewirr von Schläuchen, die in seinem Körper endeten.

Es begann eine Zeit des Martyriums, die viele Tage dauerte. Er war ein menschliches Nichts. Da war nur noch ein häßlicher Körper, an dem gnadenlos gearbeitet wurde.

Er durchlebte seelische Zustände von abgrundloser Tiefe, die er früher nicht gekannt hatte: quälende Verzweiflung – hilflose Abhängigkeit – wütendes, aber wirkungsloses Aufbegehren und dann eine lähmende Gleichgültigkeit. In diesem verzehrenden Chaos der Empfindungen spürte er, wie sich langsam und stetig wachsend ein Gefühl der Hoffnung breit machte, weiter wucherte und dann übermächtig wurde.

Er wollte hier heraus und die Chance haben, noch einmal neu anzufangen.

Herr F. denkt heute an diese Zeit mit zwiespältigen Gefühlen zurück. Aber er weiß auch, ohne dieses einschneidende Erlebnis hätte er es nie geschafft, sein Leben zu ändern. Für ihn gibt es jetzt einige Dinge, die ihm unendlich wichtig sind und an die er früher nie gedacht hätte:

- Heute achtet er auf einen harmonischen Wechsel zwischen Arbeit und Entspannung,
- vollwertiges Essen und Trinken gehört zum täglichen Leben,
- intensive Bewegung macht ihm jetzt Freude,
- eine gute Atemtechnik führt dem Körper in intensiver Form Sauerstoff zu. Allmählich wagte er sich auch an komplexere Dinge wie Fasten, das er mit einer intensiven Eigenharntherapie verbindet.

Das alles festigt seine Gesundheit, erhöht die Widerstandskräfte und gibt ihm ein neues, vorher nicht gekanntes, intensives Lebensgefühl.

Atmen

Atmen bedeutet Leben. Die Art der Atmung kann die Qualität unseres Lebens mitbestimmen: ob wir gedrückt – blaß – schlapp – traurig – krank oder aufrecht – gut durchblutet – leistungsfähig – fröhlich und gesund sind.

Sauerstoff ist eine wichtige Substanz zur Erhaltung des Lebens. Ohne Nahrung können wir viele Tage, ohne Trinken einige Tage, ohne Sauerstoff jedoch nur wenige Minuten überleben. Über die Lunge aufgenommen, verteilt das Blut diesen wertvollen Stoff bis zur letzten Zelle. Dort wird er zur Bildung von lebenswichtiger Energie benötigt.

Unsere heutige Lebensweise ist ungünstig für eine optimale Atmung: sitzende Tätigkeit, gebeugte verkrampfte Haltung, schlecht ausgebildete Atemmuskulatur, Übergewicht und ungünstige Kleidung addieren sich zu schmutziger Luft.

Dies alles führt zu einer verminderten Sauerstoffaufnahme. Die Zellen werden nicht ausreichend versorgt. Die Folgen sind nachlassende Leistungsfähigkeit, Schwächung der Abwehrkräfte und verstärkte Krankheitsanfälligkeit.

Deshalb ist es auch nicht verwunderlich, wenn bewußte Atemtechniken in Bereichen Verwendung finden, die sich mit der Verbesserung der körperlich-geistig-seelischen Leistungsfähigkeit befassen, z. B. Yoga und einige Psychotherapieformen.

Über Atemtechniken zur Verbesserung der Gesundheit müßten wir nicht reden, wenn wir es nicht verlernt hätten, optimal Luft zu schöpfen. Unsere Lebensweise und ungünstige Umweltbedingungen lassen uns nur oberflächlich atmen. Die verbrauchte Ausatmungsluft bleibt lange in der Lunge. Nur eine relativ kleine Menge sauerstoffarmer Frischluft kann deshalb das Blut in den Lungenbläschen erreichen.

Lernen wir deshalb wieder richtig zu atmen:
- entleeren Sie gut die verbrauchte Atemluft,
- atmen Sie tief frische sauerstoffhaltige Luft, damit der Sauerstoff in ausreichender Menge die Lungenbläschen erreicht,
- lassen Sie sich Zeit! Die Atemzüge sollten langsam und ruhig sein,
- die Ausatmung dauert etwas länger als die Einatmung.

Um diese Ziele zu erreichen sind viele Techniken entwickelt worden. Ich möchte Ihnen eine beschreiben, die sich für den täglichen Gebrauch eignet. Vorher müssen Sie jedoch drei Atmungsformen kennen:

- **Bauchatmung**
  Beim Einatmen den Bauch auch nach außen wölben, beim Ausatmen einziehen. Dies ist die wirkungsvollste Atmungsform.

- **Brustatmung**
  Einatmen durch Dehnen des Brustkorbs, beim Ausatmen Brustkorb sinken lassen.

- **Schulteratmung**
  Beim Einatmen Anheben der Schultern, beim Ausatmen fallenlassen.

Sie erreichen eine optimale Atmung, wenn Sie diese drei Formen harmonisch miteinander verbinden können. Es beginnt mit der Bauchatmung. Ist der Bauch weit vorgewölbt, gehen Sie auf die Brustatmung über. Dehnt sich der Brustkorb nicht weiter, ziehen Sie die Schultern nach oben. Die Ausatmung dauert etwas länger und schließt sich in der gleichen Reihenfolge an: Bauch-, Brust-, Schulteratmung.

Für alle, die es noch nicht wissen: Lachen ist die beste Medizin und beim Lachen benutzen wir unbewußt die beste Atemtechnik.

Bewegung

Haben Sie sich heute schon einmal ausgiebig bewegt? Sind Sie im Laufe des Tages ein einziges Mal intensiv gelaufen? Mit weit ausgreifenden Schritten, geradem Rücken, forsch erhobenem Kinn und lockeren Bewegungen. Haben Sie nur einmal ruhig und tief durchgeatmet und die verbrauchte Luft tief und intensiv ausgeatmet und dabei gefühlt, wie der Kopf frei wurde für schöne Gedanken? Oder haben Sie nur wenige kurze Schritte getan, hastig und schnell, von einem in den anderen schlecht gelüfteten Raum, verspannt, gebeugt, mit oberflächlicher Atmung, gehetzt, ohne Energie sich zu Strekken, gebeugt durch die Last Ihrer Arbeit – die Gedanken schon bei der nächsten dringenden Aufgabe?

Und wie war das heute Abend? Die Hetze des vergangenen Tages hatte Sie ausgelaugt. Sie fühlten sich völlig fertig. Obwohl Sie viel geleistet haben, waren Sie nicht zufrieden. Innerlich ist da ein Gefühl der Leere. Es fehlt etwas. Das Fernsehen? Vielleicht gibt das Entspannung und Befriedigung? Aber auch da sehen Sie nur Probleme. Die haben zwar die anderen und Sie merken, daß Sie nicht alleine sind, aber eine Erfüllung bringt Ihnen das nicht.

Vielleicht verschwindet dieses leere Gefühl nach einer ausgiebigen Mahlzeit, die Sie sich gönnen. Sie fühlen nur kurze Zeit so etwas wie Befriedigung. Danach wird es um so schlimmer. Sie haben es wohl zu gut mit sich gemeint. Der Bauch drückt, der Atem geht schwerer, der Rücken schmerzt.

Und kurz vor dem Einschlafen spüren Sie, wie ein dunkler Schleier der Hoffnungslosigkeit sich über ihre Gefühle legt. Soll das jeden Tag so weitergehen? Jetzt ist es höchste Zeit. In Ihrem Leben muß sich etwas ändern! Sie sind auf dem besten Weg, seelisch und körperlich zu verkrüppeln.

Der nächste Tag ist die beste Gelegenheit, neu anzufangen.

Stehen Sie 20 Minuten früher als üblich auf. Mit lockerer Kleidung und leichten Schuhen treten Sie in den frühen Morgen und genießen die Frische auf Ihrer Haut. In Ihrer Nähe gibt es keinen Park? Macht nichts. Auch Ihr Viertel ist für Sie am frühen Morgen neu und interessant. Sie müssen sich ja nicht gerade die Hauptverkehrsstraße aussuchen.

Hören Sie, wie eifrig die Vögel in der Frühe sind? Genießen Sie die frische Luft, die Ihre Lungen füllt. Spüren Sie, wie sich mit weiten Schritten und weichen Bewegungen Ihre Muskeln lockern und intensiv durchblutet werden. Zu diesen guten Gefühlen gesellen sich dann auch die guten Gedanken von alleine. Und dazu kommt etwas, was Sie schon lange nicht mehr gespürt haben: Zufriedenheit.

Es ist zwar nur ein kleiner Spaziergang, aber Sie haben nach langer Zeit wieder etwas Positives für sich selbst getan. So fängt der Tag gut an. Und so wird er auch gut weitergehen.

Die Arbeitsstelle ist nicht weit entfernt? Dann kann man ja eigentlich auch zu Fuß gehen! Falls das Auto benutzt werden muß, warum nicht auf dem Parkplatz abstellen, der zwar zehn Minuten Fußmarsch entfernt, dafür aber immer leer ist. Dann fällt auch die hektische

Parkplatzsuche im Zentrum weg. Der Lift? Den brauchen Sie heute nicht. Auf den muß man sowieso immer warten, was die Ungeduld vergrößert. Die paar Stufen schaffen Sie ohne Probleme. Laufen macht Spaß, Ihr Körper dankt es Ihnen und es ist ein schönes Erlebnis.

Auf der Treppe treffen Sie Gleichgesinnte. Eigentlich sympathische Menschen. Und obwohl Ihnen nicht weniger Arbeit als sonst aufgehalst wird, schaffen Sie heute alles viel leichter. Sie finden sogar noch Zeit, sich am geöffneten Fenster wohlig zu strecken und mehrmals tief durchzuatmen.

Sie merken, diese kleinen körperlichen Belastungen tun gut und sind gesund.

Vielleicht wollen Sie das alles noch steigern? Die Spaziergänge können länger werden, der Schritt schneller. Manche Zeitgenossen gehen noch weiter und wagen sich in den sportlichen Bereich mit Joggen und Waldlaufen.

Alles das tut gut, wenn es Ihnen Spaß macht. Lassen Sie sich wenigstens hier nicht auch noch, wie bei der Arbeit, unter Druck setzen. Genießen Sie die Aktivität Ihres Körpers und freuen Sie sich an der ausgiebigen Bewegung.

Trinken

Eine Welt ohne Halt und Hilfen

Die Welt, in der wir heute leben, gibt uns wenig Halt und kaum Hilfen, ein sinnvolles Leben zu gestalten. Werte, die früher dem menschlichen Dasein Form, Inhalt und Sinn gaben, werden heute verachtet und verfallen allmählich.

Ehrlichkeit wird als Dummheit angesehen, Treue ist altmodisch, Fairneß ist nicht erstrebenswert, Strebsamkeit lächerlich, Liebe wird auf Sex reduziert, Glaube ist Beschränktheit.

Regeln erleichtern das Leben

Ist es deshalb verwunderlich, wenn wir wie erstickend nach Formeln suchen, die unserem Leben Halt und Hilfe geben? Und je einfacher und klarer die sind, um so eher werden sie akzeptiert, auch wenn sie manchmal dumm und widersinnig sind.

Trinken nach Vorschrift?

Auch im medizinischen Bereich gibt es solche Regeln und Empfehlungen, die ich immer wieder von Patienten höre und häufig in Zeitschriften lese, die aber durch häufige Wiederholungen auch nicht vernünftiger werden.

Eine davon lautet: der Mensch muß täglich zwei bis drei Liter trinken, um gesund zu bleiben.

Wie unqualifiziert diese Äußerung ist, kann jeder selbst sehen.

Unterschiedlicher Flüssigkeitsbedarf

Die kleine zarte Oma, knapp 50 Kilogramm schwer, mit schwachem Herzen und vielen anderen Krankheiten, leidet unter solch einer Flüssigkeitsmenge. Ihre Beine schwellen an. Das Wasser steigt allmählich im Körper auf. Überschwemmt die Lungen. Das Herz kann die Arbeit immer weniger leisten und versagt schließlich.

Im Gegensatz dazu der Hochleistungssportler: er ist knapp zwei Meter groß, belastet sich täglich bis an seine Grenzen. Kommt dann noch eine trockene, warme Witterung hinzu, wird er mit zwei bis drei Litern Flüssigkeitsaufnahme fast austrocknen und gesundheitlichen Schaden davontragen.

Trinkvorschriften bei bestimmten Krankheiten

Es gibt nur wenige Erkrankungen, bei denen auf eine erhöhte Flüssigkeitszufuhr geachtet werden muß. Dazu gehören z. B. häufige Nierensteinbildung – Entzündungen im Nieren und Blasenbereich – bestimmte Formen der Nierenfunktionsschwäche. Auch hier sind Mengenangaben falsch, denn bei jeder Krankheit und jedem Patienten ist die Situation anders.

Aber wenn man doch eine Regel aufstellen müßte, an die sich die Unsicheren halten können, dann die Folgende:

Der Urin sollte hell sein; je dunkler die Farbe, um so mehr muß getrunken werden.

Gesundheitsvorschriften, ein Zeichen für ungenügendes Körpergefühl

Es ist schon ein schlechtes Zeichen, wenn wir Regeln haben müssen, um gesund zu bleiben. Es ist der Beweis dafür, wie sehr wir es verlernt haben, uns auf unseren Körper, dieses wunderbare Schöpfungswerk, zu verlassen. In unserem Fall gibt er uns ein Signal, an das wir uns halten können – den Durst.

Und dieses Signal funktioniert normalerweise, ausgenommen bei wenigen schweren Erkrankungen und bei alten Menschen mit fortgeschrittenem Abbau der Gehirnsubstanz.

Wenn wir schon nicht mehr selbst merken, was gut für uns ist, dann können wir uns vielleicht an folgende Empfehlung halten:

Trinken Sie:

- regelmäßig,
- in kleinen Portionen,
- angenehm temperierte Flüssigkeiten,
- in aller Ruhe, nicht zu hastig,
- mit Genuß,
- etwas mehr, wenn der Harn dunkel ist.

Welche Getränke sind empfehlenswert

- Wasser sollte so wenig wie möglich Mineralsalze enthalten. Da unsere Ernährung sehr mineralreich ist, brauchen wir den Ausgleich durch ein stilles Wasser. Auch nach stärkerem Schwitzen sind die sogannten Isogetränke mit einem hohen Elektrolytanteil nicht erforderlich. Die Ernährung ersetzt das, was der Organismus braucht, ohne Schwierigkeiten.

- Kräutertees sind empfehlenswert. Wechseln Sie häufiger und trinken Sie nicht zu lange größere Mengen der gleichen Teesorte. Es können Nebenwirkungen auftreten oder die Wirksamkeit läßt nach.
- Kaffee können Sie, falls Sie meinen Sie brauchen ihn unbedingt, in kleinen Mengen trinken, ebenso:
- schwarzen Tee.
- Alkohol ist bei akuten und chronischen Krankheiten zu vermeiden. Gesunde sollten ihn nur in kleinen Mengen und nicht zu hoher Konzentration genießen (Wein, Bier).
- Limonade hat durch den massiven Zuckeranteil einen hohen Kalorienwert.
- Fruchtsäfte sollten verdünnt werden. In konzentrierter Form können sie bei Empfindlichen Magen- oder Blasenreizungen auslösen.
- Milch ist kein Durstlöscher und nicht als Getränk anzusehen, sondern gehört zu den Nahrungsmitteln.

Fasten und Eigenharnfasten

Ein Volk aus der Wüste

Im südlichen Afrika, zwischen Namibia und Botswana, erstreckt sich ein riesiges, unwirtliches Gebiet: die Kalahari. Es ist eine heiße Wüstengegend, zum Teil trokkene, dürftige Steppe mit spärlichem Pflanzenwuchs und nur minimalem Wildbestand. In solch einer feindlichen Umgebung würden wir, auf uns alleingestellt, nach kurzer Zeit verhungern, verdursten oder an Infektionskrankheiten sterben.

Erstaunlicherweise gibt es auch in dieser Ecke unserer Erde Menschen, die es geschafft haben, sich diesen äußerst ungünstigen Bedingungen anzupassen, so daß sie überleben können: die Buschleute.

Von kleiner Statur, gelbbräunlicher Farbe, faltiger Haut, auffallend kleinen Händen und Füßen und schwarzem, kurzem Kraushaar, sehen sie so ausgetrocknet wie ihre Umgebung aus.

Ein Leben in der Natur

Für einen europäischen Arzt sind diese Menschen ein erstaunliches Phänomen. Übersät von Ungeziefer aller Art und durchseucht mit allen möglichen Krankheitserregern, sind sie gesund, zäh und leistungsfähig. Ähnlich wie unsere Vorfahren aus der Steinzeit, leben sie als Jäger und Sammler im Rhythmus der Natur und sind von ihr abhängig. Ihr Leben folgt dem ständigen Wechsel der Welt, die sie umgibt: Mangel folgt Überfluß, die Kälte der Wärme, die Regenzeit der Trockenzeit.

Ein Leben der Gegensätze

Wenn wir modernen, naturfernen Menschen nach einer menschengerechten Lebensform suchen, dann muß sie, ähnlich wie bei den Naturvölkern, in einem harmonischen Auf und Ab verlaufen: Ruhe folgt der Anstrengung – Entspannung der Spannung – Schlafen dem Wachen – Fröhlichkeit der Trauer – Sättigung dem Hunger – Überfluß dem Mangel – die Gesundheit der Krankheit.

Diese Gegensätze gehören zu einem erfüllten Leben, machen es spannend und lebenswert. Sie genießen das Essen vor allem dann, wenn sie vorher sehr hungrig waren – nach einer harten Arbeit schlafen sie besonders gut – Ruhe und Entspannung empfinden sie viel bewußter und intensiver, wenn es vorher sehr hektisch zuging. Gesundheit und Wohlbefinden können sie erst dann richtig schätzen, wenn sie eine schwere Krankheit durchlebt haben.

Unser heutiger Lebensstil hat sich weit von diesem harmonischen Wechsel und naturgegebenem Auf und Ab entfernt.

Nagender Hunger ist für die meisten von uns ein unbekanntes Gefühl. Wir sind satt. Unsere Geschmacksnerven brauchen immer stärkere Reize, damit sie überhaupt noch reagieren.

Zufriedenheit trotz Armut

Die Buschleute leben für unsere Verhältnisse in ärmlichen, unhygienischen, lebensgefährlichen Bedingungen. Ausgelassene Fröhlichkeit durch nichtige Anlässe und beneidenswerte Zufriedenheit bei einem kärglichen Leben sind für diese Naturmenschen normal. Für uns, trotz unseres wirtschaftlichen Überflusses, eher selten.

Unzufriedenheit im Reichtum

Wir sind nicht die Ersten, die diesen Zusammenhang zwischen Überfluß und Unzufriedenheit festgestellt haben. Schon lange vor unserer Zeit gab es wohlhabende Gesellschaftsformen, die die Gefahren des Reichtums und Überflusses für den Menschen erkannten. Deshalb wurde von ihnen das Fasten ganz bewußt dazu benutzt, dieses naturgegebene Auf und Ab, den natürlichen Wechsel zwischen Hunger und Sättigung, herbeizuführen.

Auswirkungen des Fastens

Für viele unserer Zeitgenossen ist es widersinnig, nichts zu essen. Nur ein Masochist, dem es Spaß macht, sich zu quälen, hungert freiwillig.

Ich sehe das nicht so.

Für mich ist Fasten immer wieder ein aufregendes Erlebnis. Ich leide nicht dabei und quäle mich auch nicht. Ich genieße vielmehr Seelenzustände zwischen Euphorie und entspannter Gelassenheit. Gefühle einer Intensität und Tiefe, zu denen ich im üblichen Alltagsleben nicht fähig bin.

Weil mein Körper nicht mit der sonst üblichen Aufnahme und Verarbeitung von Nahrungsmitteln belastet ist, werden Energien zum Abbau und zur Ausscheidung von Stoffwechselschlacken frei. Der Organismus reinigt sich. Defekte können repariert, die Abwehrkräfte gestärkt und die Gesundheit gefestigt werden.

Ohne Belastung durch Nahrungsaufnahme klärt sich der Verstand, die Sinne werden geschärft, der Kopf frei für neue schöpferische Ideen. Ich bemerke Dinge, die ich früher nicht gesehen habe und bringe Gedanken hervor, die nicht durch profane Alltagsprobleme eingegrenzt sind.

Danach fühle ich mich regelmäßig wohler, leistungsfähiger und gesünder.

Grundsätzliches zum Fasten

Ich faste in etwa vierwöchentlichen Abständen über vier bis fünf Tage regelmäßig, zur Vorsorge und zum Spaß, oder, wenn ich mich nicht wohl fühle, solange, bis es mir besser geht.

Der Ablauf ist immer ähnlich.

Ich bereite mich innerlich auf die Fastentage vor wie auf ein spannendes interessantes Erlebnis. Drei Tage vorher nehme ich nur Obst und Rohkost zu mir. Meist beginne ich das Vorsorgefasten an einem Mittwoch, beende es samstags oder sonntags und lege es nicht gerade in Zeiten höchster beruflicher Anspannung oder Phasen intensiver sportlicher Aktivitäten.

Bei Krankheit oder Unwohlsein halte ich mich an keine Termine, sondern beginne sofort dann, wenn es nötig ist und höre auf, wenn es mir besser geht.

Fasten hat eine regenerierende, regulierende und aktivierende Wirkung – so wie die Eigenharntherapie. Deshalb ist es logisch und vernünftig, beide Behandlungsformen miteinander zu kombinieren.

Durchführung des Eigenharnfastens

Abführeinläufe wie beim Fasten sonst üblich, brauchen Sie beim Eigenharnfasten nicht durchzuführen. Urin ist ein gutes Darmreinigungsmittel.

Mit Fastenbeginn trinken Sie den gesamten Urin, der produziert wird – dazu Wasser, soviel Sie mögen, je mehr, um so besser. Da Harn eine treibende Wirkung hat, wird möglicherweise Ihr Schlaf durch häufige Blasenentleerungen gestört. Wenn das der Fall ist, lassen Sie die abendlichen Harnportionen weg und verwenden Sie diese für Einreibungen. Das beeinflußt Haut und Körper günstig.

Fastenreaktionen

Sie werden sehr bald merken, wie Ihr Körper auf das Eigenharnfasten reagiert. Neben den häufigen Blasenentleerungen beobachten viele Patienten Durchfall, jedoch ohne die sonst üblichen schmerzhaften Krankheitssymptome. Die Ausscheidung von Schlacken über die Haut verstärkt den Körpergeruch, die Zunge ist belegt, Mundgeruch kann auftreten, Kälte wird intensiver empfunden, der Körper reagiert empfindlicher, die Seele empfindsamer.

Durchfall ist gewünscht, wenn er nicht zu lange dauert und damit zu Elektrolytverlusten führt.

Anfänger sollten sich immer von einem erfahrenen Arzt oder Eigenharntherapeuten beraten lassen, bis sie selbst genügend Erfahrung gesammelt haben.

Dauer des Eigenharnfastens

Kurze, häufige Fastenperioden sind empfehlenswert bei

- Unerfahrenen,
- Patienten mit leichten Kreislaufproblemen,
- bei starken Reaktionen während des Fastens,
- beim Vorsorge- und Spaßfasten.

Krankheiten, bei denen es angezeigt ist, werden so lange durch Fasten begleitet, bis sich der Patient besser fühlt. Das kann ein bis maximal drei Wochen dauern.

Fastenverbote

Fasten ist nicht zu empfehlen bei Patienten:

- mit schweren Herz- und Kreislaufproblemen,
- Schilddrüsenüberfunktion,
- Zuckerkrankheit,
- seelischen Krankheiten, insbesondere Depressionen,
- nach langer, schwerer Krankheit oder belastenden Operationen mit Gewichtsverlust, schlechtem Allgemeinzustand und wenn alle Lebensenergie aufgebraucht ist.

Das Fastenbrechen

Das Fasten beenden Sie mit dem Fastenbrechen. Dabei wird der Darm wieder vorsichtig an die normale, richtige und gute Nahrung gewöhnt (Vollwertkost). Die Verdauungsorgane, die während des Fastens auf Sparflamme gearbeitet haben, müssen sich erst wieder auf eine erhöhte Aktivität einstellen. Haben Sie zehn Tage gefastet, dauert das Fastenbrechen zwei bis drei Tage, also 20 bis 30 Prozent der Fastenzeit.

Beginnen Sie die Nahrungsaufnahme mit Obst und Gemüsesäften in zunehmender Menge. Gehen Sie dann allmählich auf Obst und püriertes Gemüse über. Danach folgt Vollreis.

Alles belassen Sie in kleinen Portionen kurz im Mund, bevor es hinuntergeschluckt wird.

Eigenharntrinken in der Fastenpause

Das Harntrinken können Sie jetzt auf die morgendlichen Portionen reduzieren, so lange, bis Sie dann wieder durch intensives Eigenharnfasten etwas Gutes für Körper, Seele und Geist tun wollen.

Kleidung

Die Haut nur eine Hülle?

An der Kleidung können Sie erkennen, wie wenig die Menschen über die Haut wissen und wie gering sie diesen Teil ihres Körpers achten. Für viele ist es eine Art Tapete, die uns außen umhüllt. Sie sollte möglichst braun sein, damit ihr Träger interessanter wird und Eindruck auf seine Mitmenschen macht.

Für die meisten ist sie ein wesentliches Attribut der Schönheit. Aber sie ist viel mehr.

Als wichtiges Stoffwechselorgan nimmt sie Substanzen auf und gibt andere ab, ist an der Temperaturregulierung beteiligt, schützt vor Kälte, Wärme, schädigenden Einflüssen und Krankheitserregern. Von Nervenfasern durchzogen, enthält sie ein wichtiges Kontroll- und Alarmsystem.

Menschengerechte Kleidung, gesunde Stoffe

Wenn das alles optimal funktionieren soll, müssen wir die Arbeit der Haut auch durch optimale Kleidung unterstützen.

Wie würde ein Modeschöpfer wohl seine Kleidung kreieren, wenn für ihn der Mensch und sein Wohlbefinden im Mittelpunkt stünde. Seine Entwürfe wären:

- praktisch,
- nicht zu eng,

seine Stoffe:

- luftdurchlässig,
- saugfähig,
- nicht wärmestauend und
- kälteisolierend.

Diese Forderungen erfüllen am besten Naturfasern (Schurwolle, Baumwolle, Seide, Leinen).

Mode und Gesundheit

Wundern Sie sich auch manchmal, was sich Modeschöpfer so alles ausdenken, um im Gespräch und im Geschäft zu bleiben? Abgesehen von der Art der Entwürfe, über Geschmack läßt sich streiten, hat man manchmal den Eindruck, es wird alles getan, um den Körper zu vergewaltigen. Körperteile werden eingeklemmt, andere Partien der Kälte ausgesetzt. Aufregende Materialien machen den Entwurf interessant, aber nehmen keine Rücksicht auf körperliche Bedürfnisse.

Die modernen Fasern aus synthetischem Material sind zwar pflegeleicht, aber sie stören die Haut in ihrer Aktivität. Luftundurchlässigkeit und ungenügende Saugfähigkeit verursachen einen Hitzestau. Hautreizungen und Pilzbefall können die Folge sein. Zu eng sitzende Kleidung stört die Durchblutung und kann Hautkrankheiten sowie Erkrankungen im Genitalbereich auslösen.

Ernährung

Tips für ein langes Leben

Ab und zu frage ich meine betagten Patienten, wie sie es geschafft haben so alt zu werden. Die Antworten, die ich dabei höre, sind zum Teil lustig, manchmal skurril, gar nicht selten aber ganz vernünftig und nachahmenswert.

Der eine schwört auf ein Glas Rotwein vor dem Schlafengehen, der andere nimmt einen Löffel Olivenöl auf nüchternen Magen. Ein alter pensionierter Lehrer hatte sein Leben lang auf einem ausgiebigen Mittagschlaf bestanden. Rohkost oder spezielle Diäten werden manchmal empfohlen. Nachahmenswert ist der Rat, mindestens einmal am Tag herzlich zu lachen. Ein Patient erklärte sein hohes Alter damit, daß er sich immer von den Frauen ferngehalten und nicht geheiratet habe.

Stutzig machte mich die Antwort eines 99jährigen, der sich in seinem ganzen Leben anscheinend nie eingeschränkt hatte. Alkohol und Zigarren gehören zu seinem täglichen Leben. Auch in anderen Dingen schränkt er sich angeblich nicht ein. Solch eine unverwüstliche Natur kann für den normalen Menschen kein Vorbild sein. Wir würden solch ein Leben nicht lange durchhalten.

Bedenkenswert und eventuell auch zur Nachahmung empfohlen sind die Ratschläge einer 78jährigen ehemaligen Apothekerin. Sie war mir wegen ihrer fröhlichen, frischen Art aufgefallen. Durch die erstaunliche Leistungsfähigkeit und Regsamkeit war ihr das hohe Alter nicht anzumerken.

Empfehlungen für eine gute Ernährung

Diese alte Dame hatte ihr Leben lang großen Wert auf richtige Ernährung gelegt und die wichtigsten Punkte herausgestellt:

- Vollwerternährung ist die beste, gesündeste Ernährungsform. Bleibt die Nahrung naturbelassen, wird sie nur wenig oder gar nicht mechanisch und chemisch mißhandelt, ist sie biologisch wertvoll. Sie versorgt unseren Organismus umfassend mit allen erforderlichen Substanzen, eine Voraussetzung für optimale Funktion. Essen ist eine wichtige Angelegenheit. Man sollte sich:
- Zeit dafür lassen,
- gründlich kauen,
- mit Genuß essen, aber in Maßen,
- keinen Industriezucker verwenden,
- Industriesalz weglassen,
- gepreßte Pflanzenöle und Fette verarbeiten,
- statt Weißbrot und Brötchen Vollkornbrote unterschiedlicher Art,
- viel Rohgemüse, eventuell leicht gedünstet, essen,
- jeden Tag mindestens zwei Früchte genießen (Apfel, Birne, Orange),
- die Mahlzeiten gut temperiert, nicht zu heiß, nicht zu kalt zu sich nehmen.

Diese Regeln sind wohl überlegt, vernünftig und entsprechen unseren heutigen Erkenntnissen. Sie sind es wert, einmal in Ruhe darüber nachzudenken.

Gute Ernährung, leistungsfähiger Organismus

Unser Organismus braucht für alle Lebensvorgänge Energie, die durch Nahrung und Sauerstoff geliefert wird. Je besser die Ernährung, um so leistungsfähiger können wir sein. Leider ist unsere heutige Ernährung aber nicht optimal.

Schlechte Ernährung, Belastung für den Körper

Wir essen zu viel – zu heiß – zu kalt – zu unausgewogen – zu einseitig und zusätzlich belastete Nahrung.

Die Renner in unseren Küchen sind Fleisch – Kartoffeln – Nudeln – wenig und meist gekochtes Gemüse – Weißbrot, helle Brötchen – Eis – zuckerhaltige Getränke. Die naturbelassenen Nahrungsmittel direkt vom Feld sind heute selten.

Die »großartigen Leistungen« der Nahrungsmittelindustrie

Das, was wir essen und trinken, ist meist industriell bearbeitet.

- Milch wird hitzesterilisiert – pasteurisiert – emulgiert – homogenisiert,
- Gemüse: tiefgefroren,
- Wurst chemisch konserviert,
- Marmelade, Brot und Getränke gefärbt,
- Mehl ausgemahlen und gebleicht,
- Süßwaren und Wurst aromatisiert.

Wir sind von einer riesigen Industrie umgeben, die sich damit beschäftigt, Nahrungsmittel zu bearbeiten und zu verändern, aber nicht gesünder zu machen. Das ist gut für Arbeitsplätze und Bruttosozialprodukt, aber nicht für unsere Gesundheit. Die Industrie ist mitbeteiligt an einer Ernährungsform, die Zivilisationskrankheiten hervorrufen kann. Diese Tatsache wird von keinem ernsthaften Wissenschaftler bestritten.

Unser Essen macht krank

Zu diesen Krankheiten gehören: Fettsucht, Gefäßverkalkung, Herzinfarkt, Bluteindickung, Blutgerinnsel, Darmerkrankungen, Gallen- und Leberleiden, Nierensteine, Gicht und möglicherweise auch bestimmte Krebsarten.

Ist es nicht unbegreiflich, schrecklich, widersinnig und dumm, wie wir uns mit unserer Ernährung quälen und selbst umbringen?

Naturvölker kennen unsere Zivilisationskrankheiten nicht. Sie ernähren sich im wesentlichen von unverfälschten Nahrungsmitteln. Dazu gehören Getreide, Gemüse, Hülsenfrüchte, Obst und wenig Fleisch.

Unsere Vorfahren haben auch einmal so gesund gelebt. Seit der industriellen Revolution hat sich in den westlichen Ländern die Einstellung zur Ernährung jedoch dramatisch verändert.

Vergleichen wir die heutige Zeit mit dem Beginn dieses Jahrhunderts, dann hat sich der Fleischkonsum vervielfacht, der Zuckerverbrauch verzehnfacht, der Eierverzehr ist heute hundertmal so hoch, Geflügel wird tausendmal mehr verspeist als vor 90 Jahren.

Schlechte Eßsitten

Wir essen zuviel. Jedenfalls nehmen wir zuviel Kalorien auf für das, was wir körperlich leisten. Nahrung ist heute nicht nur Ersatz für verbrauchte Energie und die erforderlichen Baustoffe, sondern auch ein Ersatz für Lebensinhalt und mangelnde Erfüllung.

Wir essen zu schnell. Am Tisch verhalten wir uns wie im täglichen Leben: hastig, unkonzentriert und oberflächlich. Das Essen wird hinuntergeschlungen. Es bleibt keine Zeit zum gründlichen Kauen, um die Nahrung ausreichend zu zerkleinern, durch den Speichel vorzubereiten und die nachfolgende Verdauung nicht zu belasten.

Wir essen zu heiß oder zu kalt. Beides belastet die Verdauungsorgane, schädigt Schleimhäute und kann Krankheiten auslösen.

Das ist aber noch nicht alles.

Die Ernährung des modernen Menschen belastet den Organismus zusätzlich: sie ist ungünstig zusammengestellt, durch industrielle Verarbeitung denaturiert, arm an Mineralstoffen und zusätzlich durch chemische Substanzen belastet.

Öle und Fette, minderwertige Industrieprodukte?

Öle wurden früher durch Pressen von Ölfrüchten gewonnen. Sie enthielten Vitamine und die wichtigen ungesättigten Fettsäuren. Heute werden diese Öle chemisch extrahiert – mit Laugen raffiniert – entsäuert – desodoriert – filtriert und gefärbt. Kein Wunder, wenn dabei für die Gesundheit wichtige Substanzen verlorengehen.

Ähnlich aufwendige chemische Prozesse sind für die Bearbeitung von Fetten zu Margarine erforderlich. Deshalb ist für diese Produkte nach dem Werbefachmann der Chemiker die wichtigste Person. Und wir, die unkritischen Verbraucher, stellen solch ein Industrieerzeugnis auf den Frühstückstisch, weil uns reine Natur vorgegaukelt und Gesundheit versprochen wird.

Deshalb für den Laien folgende Empfehlung:
- Verwenden Sie kaltgepreßte und nicht raffinierte Öle. Diese sollte man aber nicht kochen, da sonst die ungesättigten Fettsäuren zerstört werden.
- Nehmen Sie für den Brotaufstrich Reformmargarine, in der ungesättigte Fettsäuren enthalten sind.

Küchensalz, ein chemisches Erzeugnis

Eine weitere Glanzleistung der chemischen Industrie ist das Salz in unseren Küchen. Es wird als chemisch reine Substanz hergestellt und in erschreckenden Mengen für Nahrungsmittel aller Art verwendet. Kein Wunder, wenn es unseren Organismus belastet. Es verbraucht Kalium und Calzium, stört den Kreislauf, zieht Wasser an, das sich im Gewebe einlagert.

Könner verwenden Kräuter zum Würzen. Falls Salz benötigt wird, verwenden sie sparsam Vollsalz, z. B. Meersalz, das zusätzlich Mineralien und Spurenelemente enthält.

Zucker, ein Nahrungs- und Genußmittel

Unter die Glanzleistungen der chemischen Industrie fällt auch eine Substanz, die früher ein Gewürz gewesen ist, heute aber als Nahrungs- und Genußmittel verwendet wird: der Fabrikzucker.

Die gesundheitlichen Auswirkungen des hohen Zuckerverbrauchs

Gäbe es, wie bei den Arzneimitteln, einen Beipackzettel an jeder Zuckertüte, dann würden Sie folgenden Warnhinweis lesen können:

Dieses Produkt kann folgende Krankheiten auslösen: Karies, erhöhten Vitamin-B-1-Verbrauch, Störungen der Darmflora, vermehrte Pilzansiedlung im Darm, Fettablagerungen und Gefäßkrankheiten.

Ungeachtet dieser möglichen Nebenwirkungen werden unsere Kleinen mit diesem Produkt vollgestopft.

Wenn wir uns die Herstellung dieses Krankmachers genauer ansehen, sollte uns eigentlich der Appetit vergehen: Zuckerrüben als Ausgangssubstanz werden zerkleinert, ausgelaugt, dann Kalk zugesetzt, Kohlensäure eingeleitet, das ganze gepreßt, filtriert und mit schwefeliger Säure gebleicht, eingedampft und schließlich im Vakuum kristallisiert.

Wer das alles weiß und trotzdem mit Zucker verschwenderisch umgeht, dem ist wohl nicht zu helfen. Nüchterne Vernunft und klare Einsicht ist nicht jedermanns Sache.

Nachwort und Ausblick

Der moderne Mensch ist anfällig und gesundheitlich angreifbar

Es ist oft erschreckend, wie abhängig wir von unseren zivilisatorischen Errungenschaften geworden sind. In freier Natur, unter etwas härteren äußeren Bedingungen, sind wir bei Erkrankungen erstaunlich hilflos und könnten nicht lange überleben. Viele einfache Dinge, mit denen Naturvölker Krankheiten heilen und sich gesund erhalten, haben wir vergessen. Wir kennen nur die Spritzen und Tabletten unserer modernen Medizin. Die machen uns aber nicht robust und widerstandsfähig, sondern weichlich und angreifbar.

Rückbesinnung auf natürliche Heilverfahren

Es wird höchste Zeit, daß wir uns auf sanfte, natürliche, menschengerechte Heilmethoden zurückbesinnen!

Fangen wir doch mit der Eigenharntherapie an. Sie ist eine alte Heilweise; bei uns leider in Vergessenheit geraten, aber wert, sich mit ihr zu beschäftigen.

Eigenharntherapie wird salonfähig

Es ist erstaunlich, wie viele Menschen persönliche Erfahrungen mit der Eigenharntherapie haben. Manchmal ist es ein naher Bekannter, den man gut zu kennen glaubte, für den die Eigenharntherapie zum täglichen Leben gehört, ohne daß er jemals ein Wort darüber verloren hat.

Aus Angst vor Spott und Unverständnis wurde bisher über dieses Thema nur sehr wenig in der Öffentlichkeit gesprochen. Diese Einstellung ändert sich jedoch zunehmend. »Gesund durch Eigenharn« ist für viele eine Gelegenheit über etwas zu sprechen, was bisher nur im Verborgenen, heimlich und unter Ausschluß der Öffentlichkeit praktiziert wurde.

Ähnliche Erfahrungen mit der Eigenharntherapie

Plötzlich finden sich Menschen, die erst zurückhaltend und vorsichtig, dann immer freier über ihre erstaunlichen und ermutigenden Erfahrungen mit Eigenharn sprechen:

- von den ersten vorsichtigen Schritten, sich an ein ungewohntes Heilmittel zu gewöhnen,
- von dem wunderschönen Gefühl, seinen Körper akzeptieren zu lernen und sich selbst anzunehmen,
- von der aufregenden Erfahrung, Tabus abzubauen, Fesseln der Erziehung abzustreifen und soziale Normen in Frage zu stellen,
- von dem befriedigenden Erlebnis, standhaft gegen die Vorurteile unserer Mitmenschen bestehen zu können und sich zu einer angefeindeten Heilmethode zu bekennen, von der man überzeugt ist
- und von den überzeugenden Erfolgen einer sanften Heilmethode, die bei unterschiedlichsten Krankheiten eingesetzt wird.

Eigenharntherapie entwickelt sich weiter

Bei all diesen Gesprächen werden die noch engen Grenzen unseres heutigen Wissens deutlich. Eigenharntherapie ist zwar eine uralte Heilmethode, aber für uns ein fast unbekanntes, wenig erforschtes Neuland. Die Kenntnisse über diese Naturmedizin sind uns verlorengegangen und müssen erst wieder mühsam zusammengetragen werden. Deshalb sind hier, wie bei jeder Erfahrungsmedizin, die Patienten ganz besonders gefordert. Nur eine enge, partnerschaftliche Zusammenarbeit zwischen Kranken und Eigenharntherapeuten wird es uns ermöglichen, optimale Behandlungsabläufe festlegen zu können.

Hilfen für Eigenharnpatienten

Falls Sie an Ihrem Wohnort keinen Eigenharntherapeuten finden, wenden Sie sich schriftlich an das

Nordwestdeutsche Centrum
für Eigenharntherapie
Osnabrücker Str. 11
32312 Lübbecke

Diese Institution sammelt und verwertet Fakten zur Eigenharntherapie und berät Interessierte und Kranke unter Mitarbeit von Eigenharntherapeuten.

Wie geht es weiter?

»Gesund durch Eigenharn« hat viele Antworten gegeben. Doch je mehr man weiß, um so mehr formen sich neue, brennende Fragen.
Deshalb wurde für Interessierte und fortgeschrittene Eigenharnpatienten ein zweiter Band zusammengestellt. An einzelnen, genau definierten Krankheitsbildern werden hier die Möglichkeiten der Eigenharntherapie genauer besprochen. Das soll Ihr Wissen über eine neue, sanfte und natürliche Therapieform erweitern und vertiefen.

Der zweite Band ist erhältlich unter der Bezeichnung:

»Gesund durch Eigenharn« Band II
Krankheitsbilder – Therapien – und ihre Wirkungen
Corona Verlag HAMBURG
ISBN 3-928084-31-3

Stichwortverzeichnis

Dieses Buch wurde mit größter Sorgfalt zusammengestellt. Für eventuelle Folgen bei der unkontrollierten Anwendung, der hier gegebenen Emfehlungen, ohne fachliche Betreuung, übernehmen Verlag und Autor keine Haftung.

Verzeichnis: Corona Verlag HAMBURG

Kartenlegen:
Tarot und Lenormand

Elisabeth Drabeck
Mystisches Kartenlegen nach Mlle Lenormand
214 S., geb., 90 Farbabbildungen,
180 S/W-Abbildungen
ISBN 3-928084-00-3

Elisabeth Drabeck
Corona- Arbeitsbuch zu den Lenormandkarten
350 Seiten, kart., mit 100 Legebeispielen und Lösungen
ISBN 3-928084-27-5

Elisabeth Drabeck
TAROLand hinter den Spiegeln
Tarotroman/Einweihungsweg
340 Seiten, geb. mit Schutzumschlag
ISBN 3-928028-02-X

Elisabeth Drabeck
Das Göttliche Tribunal
Inkarnationsroman
346 Seiten, kart.,
ISBN 3-928028-06-2

Halina Kamm
Tarot für den Alltag
110 Seiten, kart.,
78 Abbildungen des Rider Waite Tarot Deck's
ISBN 3-928028-03-8

Halina Kamm
Partnerschaft und Liebestarot im Alltag
216 Seiten, kart.,
78 Abbildungen des Rider Waite Tarot Deck's
ISBN 3-928028-18-6

Lebenshilfe und Ratgeber

Tom Crabtree
Wer sagst Du bin ich
Anleitung zur Persönlichkeitstärkung und Entwicklung
256 Seiten, kart.,
ISBN 3-928084-28-3

Eva-Maria Ammon
Du bist der Weg - Die Sehnsucht deiner Seele
Mit geführten Meditationen und Übungen, 188 Seiten, kart.,
ISBN 3-928084-16-X

Halina Kamm
Geführte Meditationen
Sachbuch, 180 Seiten, kart.,
ISBN 3-928084-23-2

Ursula Krieger
RONA Reise in wahrscheinliche Zeiten
Einweihung/Zeitreise
296 S., geb. m. Schutzumschlag
ISBN 3-928084-07-0

Annelie Schlobohm
Die Insel Elysium - Zwölf Tore zum inneren Kreis
Traumreise zum inneren Selbst
353 Seiten, kart.,
ISBN 3-928084-21-6

Weitere Bücher und Verlagsprogramme fragen Sie bitte beim Verlag an:

Corona Verlag
Postfach 76 02 65 • 22052 Hamburg
Tel.: 040 - 642 41 44
Fax: 040 - 642 41 45

Bücher für die Persönlichkeits-entwicklung aus dem Corona Verlag

Eva-Maria Ammon
Du bist der Weg
Die Sehnsucht deiner Seele
188 Seiten, kart., DM 24,50
ISBN 3-928084-16-X

Es ist so einfach! Es ist Dein Weg! Der Weg, der Dich befreit von der Suche im Außen und Dich hinführt zu dem Auffinden der Lösungen in Deinem Inneren.

Du erfährst Deine tiefe Sehnsucht nach Nähe, Wärme, Liebe und Geborgenheit als Sehnsucht Deiner Seele und deren Berechtigung, und Du lernst, Deine Bedürfnisse in Zukunft zu erfüllen.

Elisabeth Drabeck
TARO– Land hinter den Spiegeln
Der besondere Einweihungsweg durch die 22 großen Arkana des Tarot
350 Seiten, gebunden, DM 39,80
ISBN 3-928084-02-X

Beat fühlt sich herausgefordert und gelangt auf mystische Weise nach TARO, wo nur die universalen Gesetze gelten. Immer wieder trifft er Azulie. Auf seiner langen turbulenten Reise begegnet er jeder Karte als Wesenheit. All das geheime Wissen wird ihm offenbart.

Ein Buch, das den Leser verzaubert und in seinen Bann zieht.

Tom Crabtree
Wer sagst du bin ich
278 Seiten, kart., DM 27,80
ISBN 3-928084-28-3

Auf der Suche nach Glück, Liebe und Erfüllung beschreibt hier Tom Crabtree lebensnah, charmant und humorvoll die kuriosesten Gedanken und Begebenheiten unserer täglichen Routine. Ein Buch, das den Leser ermutigt, sein Drehbuch neu zu schreiben.

Tom Crabtree ist Psychologe und Autor der Reihe »On the Couch« aus der Zeitschrift »Cosmopolitan«.

Elisabeth Drabeck
Das Göttliche Tribunal
Ranofer und Ostenete – die ewige Liebe
340 Seiten, kartoniert, DM 29,80
ISBN 3-928084 06-2

Offen wird die Problematik mit all ihren Schwierigkeiten um die Bewältigung des Inkarnationsauftrages von der Lüge über Machtmißbrauch bis zum Betrug geschildert. Einfühlsam beschreibt sie die Lebensreise von Ranofer und Ostenete aus dem Alten Ägypten über Indien bis in unsere Zeit. Dadurch läßt sie uns die Wege erkennen, die zum Lösen dieser brisanten Aufgabe führen.